U0688221

Standard Procedures of
Clinical Pathways in Burns

烧伤外科常见病种
临床路径标准流程

主编 陈昭宏 吴 军 郇京宁

中国科学技术出版社
·北京·

图书在版编目（CIP）数据

烧伤外科常见病种临床路径标准流程 / 陈昭宏，吴军，郇京宁主编 . —
北京：中国科学技术出版社，2022.1

ISBN 978-7-5046-9180-4

Ⅰ . ①烧… Ⅱ . ①陈… ②吴… ③郇… Ⅲ . ①烧伤－外科学 Ⅳ . ① R644

中国版本图书馆 CIP 数据核字 (2021) 第 183134 号

策划编辑	靳　婷　延　锦
责任编辑	靳　婷
文字编辑	方金林
装帧设计	佳木水轩
责任印制	李晓霖

出　　版	中国科学技术出版社
发　　行	中国科学技术出版社有限公司发行部
地　　址	北京市海淀区中关村南大街 16 号
邮　　编	100081
发行电话	010-62173865
传　　真	010-62179148
网　　址	http://www.cspbooks.com.cn

开　　本	787mm×1092mm　1/32
字　　数	168 千字
印　　张	7.5（拉页 1 张）
版　　次	2022 年 1 月第 1 版
印　　次	2022 年 1 月第 1 次印刷
印　　刷	天津翔远印刷有限公司
书　　号	ISBN 978-7-5046-9180-4 / R · 2779
定　　价	68.00 元

（凡购买本社图书，如有缺页、倒页、脱页者，本社发行部负责调换）

编著者名单

主　　编　陈昭宏　吴　军　郇京宁

副主编　陈　舜　许钊荣　官　浩

编　　者　(以姓氏笔画为序)

于东宁	于家傲	王　杨	王一兵	王子恩	王达利
王光毅	王会军	王韶华	王德运	巴　特	石富胜
卢长虹	叶祥柏	申传安	田社民	冯世海	吕大伦
吕国忠	朱世辉	朱宇刚	刘　维	刘　琰	刘小龙
刘文军	刘旭盛	刘灿滨	刘淑华	齐鸿燕	许钊荣
孙天骏	李　智	李小兵	李孝建	李宗瑜	李保国
李德绘	杨红明	杨思思	肖厚安	吴　军	吴　健
邱　林	沈运彪	沈余明	宋国栋	张　兵	张　逸
张丕红	张庆富	张红艳	张明华	张家平	陆树良
陈　旭	陈　炯	陈　舜	陈向军	陈昭宏	陈俊杰
范锟铻	罗高兴	金昌丹	金培生	周军利	周国富
郇京宁	郑德义	官　浩	赵永健	贲道锋	郝岱峰
胡大海	段　鹏	姚　明	袁志强	贾赤宇	夏成德
夏照帆	晁生武	徐庆连	郭光华	唐洪泰	涂家金
陶　克	崔正军	章　雄	梁光萍	韩军涛	韩春茂
覃凤均	傅跃先	舒　斌	童亚林	赖　文	雷　娜
翟红军	颜　洪	潘云川	霍　然		

内容提要

本书针对烧伤外科常见病种建立了配套的临床路径,其标准流程的制订专家组以中华医学会烧伤外科学分会第十届和第十一届委员为主,由福建医科大学附属协和医院烧伤外科执笔。专家组经过多次研讨,选取了诊断明确、治疗差异小的病种,涵盖热力学烧伤、化学烧伤、电烧伤、慢性创面及瘢痕等内容,几经修订完成编写。书中所述的临床路径,可确保烧伤外科患者治疗与护理的连续性,有利于持续改进服务质量及合理有效使用医疗资源,进一步提高烧创伤的规范化诊治。本书内容系统,阐释简洁,指导性强,可作为烧伤外科医生、护理人员及相关从业人员临床实践工作的实用参考。

前　言

　　临床路径（clinical pathway）是针对某一疾病建立的一套标准化治疗模式与程序，通过临床医学、循证医学、经济学、社会心理学等多学科演化融合，形成以优化资源配置、规范医疗活动为目的的标准诊疗计划。本质上，临床路径是一个事先写好的标准化的工作流程，是由各学科的专业人员根据循证医学的原则将某疾病或手术的关键性治疗、检查和护理活动标准化，按照预计住院天数设计成表格，将治疗、检查和护理活动的顺序及时间的安排尽可能地达到最优化，使大多数罹患此病或实施此手术的患者从入院到出院都能依此流程接受照顾。实施临床路径的目的是为了促进各专业协作配合，确保治疗和护理的连续性，使患者得到最佳的服务，同时有利于服务质量的持续改进，保证资源合理及有效地使用，减少医疗资源的浪费，缩短住院时间。

　　自我国 1996 年引入临床路径的概念以来，国家卫生健康委员会已先后发布覆盖 23 个专业大多数病种的临床路径，并倡导和推动了临床路径工作。临床路径作为一种切实改善临床进程的疾病管理工具已在全国广泛推广，许多研究证实其能提高临床工作效率、节约卫生资源、减少无效医疗费用并改善临床结局，同时提高服务质量，改善医患关系。与指南相比较，临床路径内容简洁，重点突出，更具操作性和实用性，因此可以更好、更快地协助医护人员向患者提供更科学、更经济、更有效的治疗。

　　目前国家卫生健康委员会发布的关于烧伤学科的临床路径指导意见中，仅限于 2016 年版轻度热力烧伤及面部浅 Ⅱ 度烧伤的临床路径，归根结底在于烧伤外科制订专科临床路径面临很大的挑战。首先，烧伤外科虽然病种相对单一，但是疾病涉及的面积与深度跨度大，造成烧伤诊断依据多维化、专科性强，并且混合深度的创面居多，由此带来诊疗方式与治疗过程的差异化明显。其次，烧伤外科病情复杂、并发症多，治疗未统一。再次，费用差距大，治疗及康复过程漫长。目前国内有多家烧伤专科单位制订并实施了烧伤临床路径，其中大部分都是选取诊断明确、治疗方式简单、处理差异小、诊疗过程可控的烧伤（如中小面积烧伤等）作为临床路径实施对象，均取得相应成果。

国务院 2017 年发布《关于进一步深化基本医疗保险支付方式改革的指导意见》，其中一项重要工作是开展 DRG 付费国家试点。福建医科大学附属协和医院于 2017 年 6 月成为 C-DRG "三 +3"试点医院，2020 年 3 月 15 日开始正式实施。实施后分析烧伤外科的 DRG 收付费数据，发现实际 DRG 结算率很低，其影响因素众多，包括烧伤患者第三方付费较多等情况，更深层的原因是烧伤治疗的规范化有待提高。因此，应尽早建立烧伤外科收治病种的临床路径，以规范治疗行为。为满足临床实践需求，进一步提高烧创伤的规范化诊治，在中华医学会烧伤外科学分会各位领导的牵头下，由福建省烧创伤重点实验室、福建省烧伤治疗质量控制中心、福建省国家临床重点专科"十四五"医疗"创双高"建设项目资助，福建省烧伤医学中心、福建医科大学附属协和医院烧伤外科执笔，在广泛征求临床医师意见、参考国内相关病种专家共识的基础上，本书选取了诊断明确、治疗差异小的病种，启动烧伤外科常见病种临床路径的撰写工作。对于大面积重度烧伤、复杂创面修复等差异较大的病种，则需要在对临床路径的建立、实施、管理、评价等工作积累丰富经验后再考虑制订及应用。经过征求我国烧伤外科领域多位专家意见后形成初稿，又在中华医学会烧伤外科学分会第十届和第十一届全国委员中多次研讨，许多委员提出宝贵的意见，我们在此基础上经过多次修改，形成了书中介绍的烧伤外科常见病种临床路径，涵盖了热力学烧伤、化学烧伤、电烧伤、慢性创面及瘢痕等病种，疾病名称均参照 ICD-10 设置，设立的标准住院流程旨在为烧伤专业临床规范化诊治提供参考，不同地域及级别的医院可根据软硬件水平进行相应调整。

　　本书在编写过程中，参考了相关资料及文献，得到了烧伤界多位前辈、老师及同道的悉心指导，在此表示衷心的感谢。由于编写者理论水平及临床经验有限，烧伤专业临床路径可参考的资料有限，加之收集汇总不甚全面，书中可能存在一些疏漏及欠妥之处，敬请各位读者指正。

福建医科大学附属协和医院　陈昭宏

深圳大学第一附属医院（深圳市第二人民医院）　刘群　郭光华

2021 年 10 月

目　录

第1章

小面积浅度热力烧伤临床路径

一、小面积浅度热力烧伤临床路径标准住院流程

【适用对象】

第一诊断为浅Ⅱ度热力烧伤面积 ≤ 10%TBSA*（ICD-10：T31.000、T29.200）。

【诊断依据】

根据《临床诊疗指南·烧伤外科学分册》（中华医学会编著，人民卫生出版社）。

1. 有热液、电弧或火焰烧伤病史。

2. 体检有明确体征，表现为创面局部红肿明显，可见大水疱，疱液淡黄清亮。基底粉红湿润、质软、痛觉敏感，拔毛坚实，渗

---

*. TBSA，total body surface area，体表总面积

出无异味。

【治疗方案的选择及依据】

根据《临床诊疗指南·烧伤外科学分册》（中华医学会编著，人民卫生出版社）。

1. 烧伤后创面可立即冷疗，患者全身状况良好，血压无明显下降，呼吸平顺，无手术禁忌。入院后行急诊清创或清创术，创面包扎。

2. 创面定期换药治疗，根据病情使用凡士林油纱、磺胺嘧啶银霜剂、其他含银敷料、不粘敷料及软膏等抗感染外用药、异体异种皮等生物敷料和其他创面修复敷料。

3. 外用生长因子类促进创面愈合的药物。

【标准住院日】

7～14 天。

【进入路径标准】

1. 第一诊断必须符合浅 II 度热力烧伤面积≤ 10%TBSA 且烧伤时间≤ 48h（ICD-10：T31.000、T29.200）。

2. 无明显创面感染。

3. 当患者同时具有其他疾病诊断，但在住院期间不需要特殊处理也不影响第一诊断的临床路径流程实施时，可以进入路径。

4. 排除头面部等特殊部位的热力烧伤。

【入院后完善各项检查】（1~3天）

1. 必需的检查项目

(1) 血常规、尿常规、粪常规。

(2) 肝肾功能、电解质。

(3) 凝血功能。

(4) 感染性疾病筛查（乙肝、丙肝、获得性免疫缺陷综合征、梅毒等）。

(5) 胸部 X 线片、心电图。

2. 根据患者病情可选择项目

(1) 超声心动图、血气分析、肺功能（高龄或既往有心、肺病史者）、创面微生物培养及药敏。

(2) C 反应蛋白、降钙素原、BNP。

(3) 有相关疾病者必要时请相关科室会诊。

【全身用药】

1. 对症支持治疗，包括退热、止痛、促消化、预防应激性溃疡、营养支持等。

2. 辅助用药，包括破伤风抗毒素、全身促进创面愈合药物。

【创面处理】（伤后第 14 天内）

1. 入院时给予急诊清创或清创术，清创后创面使用上述外用药物和（或）敷料包扎处理。

2. 创面视渗出情况隔天或每天（甚至每天 2 次）换药，原则上渗液渗出至创面外包敷料则应给予换药。

3.换药方式，包括清除坏死组织，生理盐水清洗，外用生长因子等促进创面愈合药物后，覆盖凡士林油纱、不粘敷料、磺胺嘧啶银霜剂、含银敷料、含银软膏和异种皮等生物敷料，外层用多层纱布或棉垫包扎。

4.包扎应露出肢端便于观察血供。

5.包扎应固定在功能位置。

6.如创面加深演变为深Ⅱ度或Ⅲ度，则退出临床路径给予手术治疗。

【出院标准】

1.一般情况良好，生命体征平稳，体温正常，常规化验指标无明显异常。

2.创面愈合良好，创面基本上皮化，残余创面≤1%TBSA，无感染征象。

3.没有需要住院处理的并发症和（或）合并症。

【变异及原因分析】

1.创面发生感染，导致创面加深，延迟愈合，造成住院日延长和费用增加。

2.患者出现其他一个或多个器官障碍，导致病情加重，造成住院日延长和费用增加。

3.患者全身情况较差、营养不良，导致创面愈合延迟，造成住院日延长和费用增加。

4. 原伴随疾病控制不佳，需请相关科室会诊，进一步诊治。

5. 住院后出现其他内、外科疾病需进一步明确诊断，可进入其他路径。

6. 入院时坏死组织未完全分离，导致创面深度判断不准确。

7. 患者需要手术治疗。

二、小面积浅度热力烧伤临床路径表单

适用对象：第一诊断为浅Ⅱ度热力烧伤面积≤10%TBSA（ICD-10：T31.000、T29.200）。

患者姓名：_____ 性别：____ 年龄：____ 门诊号：____ 住院号：____

住院日期：_____年__月__日 出院日期：_____年__月__日

标准住院日：7～14天

时间	住院第1天（入院当天）	住院第2～3天
主要诊疗工作	□询问病史及体格检查 □上级医师查房 □初步诊断和治疗方案 □住院医师完成住院病历、首次病程等病历书写 □完善相关检查 □签署入院相关知情同意书、DRG协议书 □急诊清创或清创术、创面包扎	□上级医师查房 □继续完成化验检查 □完成必要的相关科室会诊 □完成病程记录，主任查房 □必要时创面换药
重点医嘱	长期医嘱： □烧伤护理常规 □二级护理 □饮食	长期医嘱： □烧伤护理常规 □二级护理 □饮食

（续表）

时 间	住院第 1 天（入院当天）	住院第 2～3 天
重点 医嘱	□其他辅助用促进创面愈合，营养支持药物（根据病情需要） □抬高患肢，注意肢端血供（根据病情需要） □既往合并用药 **临时医嘱：** □血、尿、粪常规；肝肾功能、电解质；凝血功能；胸部 X 线片、心电图 □根据病情：头颅、四肢等部位 X 线检查；超声心动图、血气分析和肺功能 □创面清创，外用生长因子类促进创面愈合药物后，覆盖凡士林油纱、磺胺嘧啶银霜剂、其他含银敷料、不粘敷料及软膏等抗感染外用药、异体异种皮等生物敷料和其他创面修复敷料 □对症降温及止痛（根据病情需要），基础疾病治疗	□其他辅助用促进创面愈合，营养支持药物（根据病情需要） □抬高患肢，注意肢端血供（根据病情需要） □既往合并用药 **临时医嘱：** □根据会诊科室要求安排检查和化验单 □对症降温及止痛（根据病情需要），基础疾病治疗 □创面换药，外用生长因子类促进创面愈合药物后，覆盖凡士林油纱、磺胺嘧啶银霜剂、其他含银敷料、不粘敷料及软膏等抗感染外用药、异体异种皮等生物敷料和其他创面修复敷料
主要护理工作	□入院宣教 □介绍病房环境、设施设备 □入院护理评估	□观察患者病情变化并及时报告医生 □心理与生活护理
病情变异记录	□无　□有 原因： 1. 2.	□无　□有 原因： 1. 2.

（续表）

时　间	住院第1天（入院当天）	住院第2～3天
护士签名		
医师签名		

时　间	住院第4～6天	住院第7～14天
主要诊疗工作	☐ 上级医师查房 ☐ 完成病程记录 ☐ 创面换药 ☐ 观察创面情况	☐ 上级医师查房，进行病情评估，确定有无并发症和伤口愈合不良情况，明确是否出院 ☐ 完成出院志、病案首页、出院诊断证明书等所有病历资料 ☐ 向患者交代出院后注意事项，指导其进行功能锻炼，交代复诊的时间、地点等
重点医嘱	长期医嘱： ☐ 烧伤护理常规 ☐ 二级护理 ☐ 饮食 ☐ 其他辅助用促进创面愈合、营养支持药物（根据病情需要） ☐ 抬高患肢，注意肢端血供（根据病情需要）	长期医嘱： ☐ 烧伤护理常规 ☐ 二级护理 ☐ 饮食 临时医嘱： ☐ 保护已愈合创面，必要时创面换药 出院医嘱： ☐ 保护已愈合创面，避免日晒 ☐ 2周后门诊首次复查，指导抗瘢痕治疗和功能锻炼

（续表）

时　间	住院第 4~6 天	住院第 7~14 天
重点医嘱	临时医嘱： □创面换药，外用生长因子类促进创面愈合药物后，覆盖凡士林油纱、磺胺嘧啶银霜剂、其他含银敷料、不粘敷料及软膏等抗感染外用药、异体异种皮等生物敷料和其他创面修复敷料	□门诊定期随诊，如有不适，随时来诊
主要护理工作	□观察患者病情变化并及时报告医生 □心理与生活护理	□指导患者办理出院手续 □出院宣教
病情变异记录	□无　□有 原因： 1. 2.	□无　□有 原因： 1. 2.
护士签名		
医师签名		

第2章

小面积深度热力烧伤需手术临床路径

一、小面积深度热力烧伤需手术临床路径标准住院流程

【适用对象】

第一诊断为面积≤ 10%TBSA深Ⅱ度或Ⅲ度烧伤（ICD–10：T31.000、T29.200、T29.300；手术操作：皮肤替代物移植、负压封闭引流术、刃厚皮片移植、切除缝合等）。

【诊断依据】

根据《临床诊疗指南·烧伤外科学分册》（中华医学会编著，人民卫生出版社）。

1. 有热液、电弧或火焰烧伤病史。

2. 体检有明确体征，表现为创面局部红肿明显，可见大小不等水疱或无明显水疱。基底苍白或红白相间、质地较硬、可见部

分栓塞血管、痛觉迟钝，渗出无异味。

【治疗方案的选择及依据】

根据《临床诊疗指南·烧伤外科学分册》（中华医学会编著，人民卫生出版社）。

1. 伤后创面可立即冷疗，患者全身状况良好，血压无明显下降，呼吸平顺，无手术禁忌。入院后行急诊清创或清创术，创面包扎。

2. 创面定期换药治疗，根据病情使用凡士林油纱、磺胺嘧啶银霜剂、其他含银敷料、不粘敷料及软膏等抗感染外用药、异体异种皮等生物敷料和其他创面修复敷料。

3. 完善相关术前准备，限期进行手术治疗修复。

【标准住院日】

10～18 天。

【进入路径标准】

1. 第一诊断为面积≤10%TBSA 深Ⅱ度或Ⅲ度烧伤且烧伤时间≤48h（ICD-10：T31.000、T29.200、T29.300），需要进行手术治疗。

2. 无明显创面感染。

3. 当患者同时具有其他疾病诊断，但在住院期间不需要特殊处理也不影响第一诊断的临床路径流程实施时，可以进入路径。

4. 排除头面部等特殊部位的热力烧伤。

【入院后完善各项检查】（1～3天）

1. 必需的检查项目

(1) 血常规、尿常规、粪常规。

(2) 肝肾功能、电解质。

(3) 凝血功能。

(4) 感染性疾病筛查（乙肝、丙肝、获得性免疫缺陷综合征、梅毒等）。

(5) 胸部 X 线片、心电图。

2. 根据患者病情可选择项目

(1) 超声心动图、血气分析、肺功能（高龄或既往有心、肺病史者）、创面微生物培养及药敏。

(2) C 反应蛋白、降钙素原、BNP。

(3) 有相关疾病者必要时请相关科室会诊。

【全身用药】

1. 抗菌药物按照《抗菌药物临床应用指导原则（2015 年版）》执行，选用头孢菌素类或半合成青霉素类药物静脉滴注，必要时根据创面培养结果调整抗生素。

2. 对症支持治疗，包括退热、止痛、促消化、预防应激性溃疡、营养支持等。

3. 辅助用药，包括破伤风抗毒素，全身促进创面愈合药物。

【手术日】（住院第 2～4 天）

1. 麻醉方式，包括气管插管全麻、阻滞麻醉、浸润麻醉。

2. 手术方式为根据病情行创面切 / 削痂、清创、磨痂，自体皮片移植术或切除缝合术；或单纯切削痂，清创后行皮肤替代物移植术，生物敷料覆盖或封闭式负压引流，二期自体皮片移植术。

3. 输血，视术中出血情况而定。

4. 术中用药为麻醉药物，必要时抗菌药物，术区外用药物及敷料。

【术后住院恢复】（≤术后第 14 天）

1. 选择复查的检查项目

血常规，凝血功能、电解质等根据病情选择检查项目。

2. 术后处理

(1) 抗菌药物按照《抗菌药物临床应用指导原则（2015 年版）》执行。

(2) 术后换药，皮片移植区术后视情况 5～7 天开敷料检视皮片存活情况，7～14 天拆除皮肤缝合钉或缝线。创面换药方法为碘伏清洗消毒，局部外用生长因子等促进创面愈合药物后，覆盖凡士林油纱、不粘敷料、磺胺嘧啶银霜剂、含银敷料、含银软膏等，外层用多层纱布或棉垫包扎。

(3) 术后抗瘢痕治疗及功能康复，创面愈合后尽早进行术后药物防瘢痕治疗，定制弹力套、矫形器，尽早指导患者进行功能锻炼。

(4) 皮肤替代物移植术或封闭式负压引流处理，按照皮肤替代物移植术或封闭式负压引流操作规范进行，创面床充分准备后二期行自体皮片移植。

【出院标准】

1. 一般情况良好，生命体征平稳，体温正常，常规化验指标无明显异常。

2. 创面愈合良好，创面基本愈合，残余创面 ≤ 1%TBSA，无感染征象。

3. 没有需要住院处理的并发症和（或）合并症。

【变异及原因分析】

1. 皮肤移植失败或创面发生感染，导致创面加深，延迟愈合，造成住院日延长和费用增加。

2. 患者出现其他一个或多个器官障碍，导致病情加重，造成住院日延长和费用增加。

3. 患者全身情况较差、营养不良，导致创面愈合延迟，造成住院日延长和费用增加。

4. 原伴随疾病控制不佳，需请相关科室会诊，进一步诊治。

5. 住院后出现其他内、外科疾病需进一步明确诊断，可进入其他路径。

6. 入院时坏死组织未完全分离，导致创面深度判断不准确。

7. 患者不同意手术。

二、小面积深度热力烧伤需手术临床路径表单

适用对象：第一诊断为深度热力烧伤面积 ≤ 10%TBSA（ICD-10：T31.000、T29.200、T29.300）。

患者姓名：_____ 性别：___ 年龄：___ 门诊号：___ 住院号：___

住院日期：_____ 年__ 月__ 日 出院日期：_____ 年__ 月__ 日

标准住院日：10～18 天

时　　间	住院第 1 天 （入院当天）	住院第 2～4 天	住院第 2～4 天 （手术日）
主要诊疗工作	□ 询问病史及体格检查 □ 上级医师查房 □ 初步诊断和治疗方案 □ 住院医师完成住院病历、首次病程等病历书写 □ 签署入院相关知情同意书、DRG协议书 □ 急诊清创或清创术、创面包扎	□ 上级医师查房 □ 继续完善相关检查 □ 完成必要的相关科室会诊 □ 完成病程记录，主任查房 □ 必要时创面换药 □ 完成术前准备与术前评估，向患者及家属交代病情及围术期注意事项 □ 签署手术同意书	□ 手术（包括手术安全核对） □ 完成手术记录 □ 完成术后病程记录 □ 向患者及家属交代病情及术后注意事项 □ 开术后医嘱
重点医嘱	长期医嘱： □ 烧伤护理常规 □ 二级护理 □ 饮食 □ 抗生素：头孢菌素或半合成青霉素类（或根据病情和药敏试验结果调整）	长期医嘱： □ 烧伤护理常规 □ 二级护理 □ 饮食 □ 既往合并用药	长期医嘱： □ 全麻或局麻术后护理常规 □ 一级护理 □ 禁食禁饮（全麻当日） □ 吸氧 □ 心电监护

（续表）

时间	住院第1天 （入院当天）	住院第2~4天	住院第2~4天 （手术日）
重点 医嘱	□其他辅助用促进创面愈合，营养支持药物（根据病情需要） □抬高患肢，注意肢端血供（根据病情需要） □既往合并用药 **临时医嘱：** □血、尿、粪常规；肝肾功能、电解质；凝血功能；胸部X线片、心电图 □根据病情：头颅、四肢等部位X线检查；超声心动图、血气分析和肺功能 □创面清创，外用生长因子类促进创面愈合药物后，覆盖凡士林油纱、磺胺嘧啶银霜剂、其他含银敷料、不粘敷料及软膏等抗感染外用药、异体异种皮等生物敷料和其他创面修复敷料	**临时医嘱：** □根据会诊科室要求安排检查和化验单 □备皮 □术前禁食禁饮（全麻时） □其他特殊医嘱	□抗感染治疗 □注意呼吸情况 □预防应激性溃疡用药（根据病情需要） **临时医嘱：** □导尿（根据病情需要） □输液、维持水电平衡 □使用止吐、镇痛药物（根据病情需要） □其他特殊医嘱

（续表）

时　间	住院第 1 天 （入院当天）	住院第 2～4 天	住院第 2～4 天 （手术日）
重点 医嘱	☐ 对症降温及止痛 （根据病情需要）， 基础疾病治疗		
主要 护理 工作	☐ 入院宣教 ☐ 介绍病房环境、 设施设备 ☐ 入院护理评估	☐ 术前准备，术前 宣教（提醒患者 术前禁食禁饮） ☐ 沐浴、剪指甲、更衣 ☐ 心理护理	☐ 观察患者病情 变化 ☐ 术后生活护理 ☐ 术后疼痛护理 ☐ 定时巡视病房
病情 变异 记录	☐ 无　☐ 有 原因： 1. 2.	☐ 无　☐ 有 原因： 1. 2.	☐ 无　☐ 有 原因： 1. 2.
护士 签名			
医师 签名			

时　间	住院第 5～7 天 （术后第 1～3 天）	住院第 8～10 天 （术后第 4～6 天）	住院第 11～18 天 （术后第 7～14 天）
主要 诊疗 工作	☐ 上级医师查房， 观察病情变化 ☐ 完成常规病历 书写	☐ 上级医师查房 ☐ 完成病程记录 ☐ 注意观察伤口 敷料渗湿情况	☐ 上级医师查房，观 察创面植皮存活及 愈合情况，确定有 无并发症和伤口愈 合不良情况，明确 是否出院

（续表）

时 间	住院第 5～7 天 （术后第 1～3 天）	住院第 8～10 天 （术后第 4～6 天）	住院第 11～18 天 （术后第 7～14 天）
主要 诊疗 工作	□ 注意观察伤口敷料渗湿情况 □ 注意呼吸情况		□ 完成出院志、病案首页、出院诊断证明书等所有病历资料 □ 向患者交代出院后注意事项，指导其进行功能锻炼，交代复诊的时间、地点等
重点 医嘱	长期医嘱： □ 烧伤护理常规 □ 一级护理 □ 普通饮食 □ 留置导尿管（根据病情需要） □ 抗生素 □ 预防应激性溃疡药物（根据病情需要） □ 注意呼吸情况 □ 既往合并用药 □ 抬高患肢，注意肢端血供（根据病情需要） 临时医嘱： □ 输液、维持水电平衡 □ 使用止吐、止痛药物（根据病情需要）	长期医嘱： □ 烧伤护理常规 □ 二级护理 □ 饮食 □ 既往合并用药 □ 停用抗生素（根据病情需要） □ 其他辅助用促进创面愈合，营养支持药物（根据病情需要） □ 停长期静脉用药 □ 抬高患肢，注意肢端血供（根据病情需要） 临时医嘱： □ 换药（根据创面敷料渗湿情况决定换药时间及次数）	长期医嘱： □ 烧伤护理常规 □ 二级护理 □ 饮食 临时医嘱： □ 保护已愈创面，必要时创面换药 出院医嘱： □ 保护已愈合创面，避免日晒 □ 2 周后门诊首次复查，指导抗瘢痕治疗和功能锻炼 □ 门诊定期随诊，如有不适，随时来诊

（续表）

时 间	住院第 5～7 天 （术后第 1～3 天）	住院第 8～10 天 （术后第 4～6 天）	住院第 11～18 天 （术后第 7～14 天）
重点 医嘱	□ 换药（根据创面敷料渗湿情况决定换药时间及次数）		
主要 护理 工作	□ 观察患者病情变化 □ 术后生活护理 □ 术后心理护理 □ 术后疼痛护理 □ 术后定期翻身侧卧	□ 观察患者病情变化 □ 术后生活护理 □ 术后心理护理 □ 术后定期翻身侧卧	□ 指导患者办理出院手续 □ 出院宣教
病情 变异 记录	□无 □有 原因： 1. 2.	□无 □有 原因： 1. 2.	□无 □有 原因： 1. 2.
护士 签名			
医师 签名			

第3章

小面积混合深度热力烧伤临床路径

一、小面积混合深度热力烧伤临床路径标准住院流程

【适用对象】

第一诊断为面积≤10%TBSA 浅度与深度混合烧伤（ICD-10：T31.000、T29.200、T29.300；手术操作：皮肤替代物移植、负压封闭引流术、刃厚皮片移植、切除缝合术）。

【诊断依据】

根据《临床诊疗指南·烧伤外科学分册》（中华医学会编著，人民卫生出版社）。

1. 有热液、电弧或火焰烧伤病史。

2. 体检有明确体征，表现为创面局部红肿明显，可见大小不等水疱，疱液淡黄清亮。基底苍白或红白相间或潮红，部分基底

粉红湿润、质软、痛觉敏感，部分基底质地较硬、痛觉迟钝、渗出无异味。

【治疗方案的选择及依据】

根据《临床诊疗指南·烧伤外科学分册》(中华医学会编著，人民卫生出版社)。

1. 伤后创面可立即冷疗，患者全身状况良好，血压无明显下降，呼吸平顺，无手术禁忌。入院后行急诊清创或清创术，创面包扎。

2. 创面定期换药治疗，根据病情使用凡士林油纱、磺胺嘧啶银霜剂、其他含银敷料、不粘敷料及软膏等抗感染外用药、异体异种皮等生物敷料和其他创面修复敷料。

3. 外用生长因子类促进创面愈合的药物。

4. 若大部分创面自行愈合，则结束临床路径办理出院；若部分创面未愈合，则进行手术植皮修复。

【标准住院日】

28～42 天。

【进入路径标准】

1. 第一诊断为面积 ≤ 10%TBSA 且烧伤时间 ≤ 48h (ICD-10：T31.000、T29.200、T29.300)，存在深度创面单纯换药难以愈合，可能需要进行手术治疗。

2. 无明显创面感染。

3. 当患者同时具有其他疾病诊断，但在住院期间不需要特殊处理也不影响第一诊断的临床路径流程实施时，可以进入路径。

4. 排除头面部等特殊部位的烧伤。

【入院后完善各项检查】（1～3天）

1. 必需的检查项目

(1) 血常规、尿常规、粪常规。

(2) 肝肾功能、电解质。

(3) 凝血功能。

(4) 感染性疾病筛查（乙肝、丙肝、获得性免疫缺陷综合征、梅毒等）。

(5) 胸部 X 线片、心电图。

2. 根据患者病情可选择项目

(1) 超声心动图、血气分析、肺功能（高龄或既往有心、肺病史者）、创面微生物培养及药敏。

(2) C 反应蛋白、降钙素原、BNP。

(3) 有相关疾病者必要时请相关科室会诊。

【全身用药】

1. 抗菌药物按照《抗菌药物临床应用指导原则（2015 年版）》执行，选用头孢菌素类或半合成青霉素类药物静脉滴注，必要时根据创面培养结果调整抗生素。

2. 对症支持治疗，包括退热、止痛、促消化、预防应激性溃疡、营养支持等。

3. 辅助用药，包括破伤风抗毒素、全身促进创面愈合药物。

【创面处理】（伤后第 21～28 天）

1. 入院时给予急诊清创或清创术，清创后创面使用上述外用药物和（或）敷料包扎处理。

2. 创面视渗出情况隔天或每天（甚至每天 2 次）换药，原则上渗液渗出至创面外层敷料则应给予换药。

3. 换药方式，包括清除坏死组织，生理盐水清洗，外用生长因子等促进创面愈合药物后，覆盖凡士林油纱、不粘敷料、磺胺嘧啶银霜剂、含银敷料、含银软膏和异体异种皮等生物敷料，外层用多层纱布或棉垫包扎。

4. 包扎应露出肢端便于观察血供。

5. 肢体包扎应固定在功能位置。

6. 创面定期换药，若大部分创面自行愈合，则结束临床路径办理出院；若部分创面未愈合则进行手术修复。

【手术日】（伤后第 28 天内）

1. 麻醉方式，包括气管插管全麻、阻滞麻醉、浸润麻醉。

2. 手术方式为根据病情行创面切 / 削痂、清创，自体皮片移植术或切除缝合术；或单纯切削痂、清创后行皮肤替代物移植术，生物敷料覆盖或封闭式负压引流，二期自体皮片移植术。

3. 输血，视术中出血情况而定。

4. 术中用药为麻醉药物，必要时抗菌药物，术区外用药物及敷料。

【术后住院恢复】(≤术后第14天)

1. 选择复查的检查项目

血常规，凝血功能、电解质等根据病情选择检查项目。

2. 术后处理

(1) 抗菌药物按照《抗菌药物临床应用指导原则（2015年版）》执行。

(2) 术后换药，皮片移植区术后视情况5～7天开敷料检视皮片存活情况，7～14天拆除皮肤缝合钉或缝线。创面换药方法为碘伏清洗消毒，局部外用生长因子等促进创面愈合药物后，覆盖凡士林油纱、不粘敷料、磺胺嘧啶银霜剂、含银敷料、含银软膏等，外层用多层纱布或棉垫包扎。

(3) 术后抗瘢痕治疗及功能康复，创面愈合后尽早进行术后药物防瘢痕治疗，定制弹力套、矫形器，瘢痕光电治疗，尽早指导患者进行功能锻炼。

(4) 皮肤替代物移植术或封闭式负压引流处理，按照皮肤替代物移植术或封闭式负压引流操作规范进行，创面床充分准备后二期行自体皮片移植。

【出院标准】

1. 一般情况良好，生命体征平稳，体温正常，常规化验指标无明显异常。

2. 创面愈合良好，创面基本愈合，残余创面≤1%TBSA，无感染征象。

3.没有需要住院处理的并发症和（或）合并症。

【变异及原因分析】

1.皮肤移植失败或创面发生感染，导致创面加深，延迟愈合，造成住院日延长和费用增加。

2.患者出现其他一个或多个器官障碍，导致病情加重，造成住院日延长和费用增加。

3.患者全身情况较差、营养不良，导致创面愈合延迟，造成住院日延长和费用增加。

4.原伴随疾病控制不佳，需请相关科室会诊，进一步诊治。

5.住院后出现其他内、外科疾病需进一步明确诊断，可进入其他路径。

6.入院时坏死组织未完全分离，导致创面深度判断不准确。

7.患者不同意手术。

二、小面积混合深度热力烧伤临床路径表单

适用对象：第一诊断为混合深度热力烧伤面积 ≤ 10%TBSA（ICD-10：T31.000、T29.200、T29.300）。

患者姓名：_____ 性别：____ 年龄：____ 门诊号：____ 住院号：____

住院日期：_____年__月__日 出院日期：_____年__月__日

标准住院日：28～42 天

时　　间	住院第 1 天（入院当天）	住院第 2～7 天	住院第 8～14 天
主要诊疗工作	□ 询问病史及体格检查	□ 上级医师查房	□ 上级医师查房

（续表）

时　间	住院第1天（入院当天）	住院第2～7天	住院第8～14天
主要诊疗工作	□上级医师查房 □初步诊断和治疗方案 □住院医师完成住院病历、首次病程等病历书写 □完善相关检查 □签署入院相关知情同意书、DRG协议书 □急诊清创或清创术、创面包扎	□继续完成化验检查 □完成必要的相关科室会诊 □完成病程记录，主任查房 □必要时创面换药	□完成病程记录 □定期创面换药 □观察创面情况
重点医嘱	长期医嘱： □烧伤护理常规 □二级护理 □饮食 □抗生素：头孢菌素或半合成青霉素类（或根据病情和药敏试验结果调整） □其他辅助用促进创面愈合，营养支持药物（根据病情需要） □抬高患肢，注意肢端血供（根据病情需要） □既往合并用药	长期医嘱： □烧伤护理常规 □二级护理 □饮食 □抗生素：头孢菌素或半合成青霉素类（或根据病情和药敏试验结果调整） □其他辅助用促进创面愈合，营养支持药物（根据病情需要） □抬高患肢，注意肢端血供（根据病情需要） □既往合并用药	长期医嘱： □烧伤护理常规 □二级护理 □饮食 □抗生素：头孢菌素或半合成青霉素类（或根据病情和药敏试验结果调整） □其他辅助用促进创面愈合，营养支持药物（根据病情需要） □抬高患肢，注意肢端血供（根据病情需要） □既往合并用药

（续表）

时　间	住院第 1 天（入院当天）	住院第 2～7 天	住院第 8～14 天
重点医嘱	临时医嘱： □血、尿、粪常规；肝肾功能、电解质；凝血功能；胸部 X 线片、心电图 □根据病情：头颅、四肢等部位 X 线检查；超声心动图、血气分析和肺功能 □急诊创面清创，外用生长因子类促进创面愈合药物后，覆盖凡士林油纱、不粘敷料、磺胺嘧啶银霜剂、含银敷料、含银软膏和异体异种皮等敷料 □对症降温及止痛（根据病情需要），基础疾病治疗	临时医嘱： □根据会诊科室要求安排检查和化验单 □对症降温及止痛（根据病情需要），基础疾病治疗 □创面换药，外用生长因子类促进创面愈合药物后，覆盖凡士林油纱、不粘敷料、磺胺嘧啶银霜剂、含银敷料、含银软膏和异体异种皮等敷料	临时医嘱： □创面换药，外用生长因子类促进创面愈合药物后，覆盖凡士林油纱、不粘敷料、磺胺嘧啶银霜剂、含银敷料、含银软膏和异体异种皮等敷料
主要护理工作	□入院宣教 □介绍病房环境、设施设备 □入院护理评估	□观察患者病情变化并及时报告医生 □心理与生活护理	□观察患者病情变化并及时报告医生 □心理与生活护理
病情变异记录	□无　□有 原因： 1. 2.	□无　□有 原因： 1. 2.	□无　□有 原因： 1. 2.

（续表）

时　间	住院第1天（入院当天）	住院第2～7天	住院第8～14天
护士签名			
医师签名			

时　间	住院第15～28天	住院第28天内（手术日）	住院第31天内（术后第1～3天）
主要诊疗工作	□ 创面定期换药 □ 上级医师查房，进行病情评估，确定已愈合创面及未愈合创面情况，若大部分创面自行愈合，则结束临床路径办理出院 □ 若部分创面未愈合则进行手术植皮修复 □ 进行术前讨论，根据病情确定手术方案 □ 完成术前准备与术前评估 □ 完成病程记录 □ 向患者及家属交代病情及围术期注意事项，签署手术同意书 □ 麻醉医师术前访视	□ 手术（包括手术安全核对） □ 完成手术记录 □ 完成术后病程记录 □ 向患者及家属交代病情及术后注意事项 □ 开术后医嘱	□ 上级医师查房，观察病情变化 □ 完成常规病历书写 □ 注意观察伤口敷料渗湿情况 □ 注意呼吸情况

（续表）

时　间	住院第 15～28 天	住院第 28 天内 （手术日）	住院第 31 天内 （术后第 1～3 天）
重点 医嘱	**长期医嘱：** □ 烧伤护理常规 □ 二级护理 □ 饮食 □ 既往合并用药 **临时医嘱：** □ 备皮 □ 术前禁食禁饮 　（全麻时） □ 其他特殊医嘱	**长期医嘱：** □ 全麻或局麻术 　后护理常规 □ 一级护理 □ 禁食禁饮（全 　麻当日） □ 吸氧 □ 心电监护 □ 抗感染治疗 □ 注意呼吸情况 □ 预防应激性溃 　疡用药（根据 　病情需要） **临时医嘱：** □ 导尿（根据病 　情需要） □ 输液、维持水 　电平衡 □ 使用止吐、镇 　痛药物（根据 　病情需要） □ 其他特殊医嘱	**长期医嘱：** □ 烧伤护理常规 □ 一级护理 □ 普通饮食 □ 留置导尿管（根据 　病情需要） □ 抗生素 □ 预防应激性溃疡药 　物（根据病情需要） □ 注意呼吸情况 □ 既往合并用药 □ 抬高患肢，注意肢 　端血供（根据病情 　需要） **临时医嘱：** □ 输液、维持水电 　平衡 □ 使用止吐、止痛药 　物（根据病情需要） □ 换药（根据创面敷 　料渗湿情况决定换 　药时间及次数）
主要 护理 工作	□ 术前准备，术前 　宣教（提醒患者 　术前禁食禁饮） □ 沐浴、剪指甲、 　更衣 □ 心理护理	□ 观察患者病情 　变化 □ 术后生活护理 □ 术后疼痛护理 □ 定时巡视病房	□ 观察患者病情变化 □ 术后生活护理 □ 术后心理护理 □ 术后疼痛护理 □ 术后定期翻身侧卧

（续表）

时　间	住院第 15～28 天	住院第 28 天内 （手术日）	住院第 31 天内 （术后第 1～3 天）
病情 变异 记录	□无　□有 原因： 1. 2.	□无　□有 原因： 1. 2.	□无　□有 原因： 1. 2.
护士 签名			
医师 签名			

时　间	住院第 33 天内 （术后第 4～6 天）	住院第 42 天内 （术后第 7～14 天）
主要 诊疗 工作	□上级医师查房，观察病情变化 □完成常规病历书写 □注意观察伤口敷料渗湿情况	□上级医师查房，观察创面植皮存活及愈合情况，确定有无并发症和伤口愈合不良情况，明确是否出院 □完成出院志、病案首页、出院诊断证明书等所有病历资料 □向患者交代出院后注意事项，指导其进行功能锻炼，交代复诊的时间、地点等
重点 医嘱	长期医嘱： □烧伤护理常规 □二级护理 □饮食 □既往合并用药 □停用抗生素（根据病情需要）	长期医嘱： □烧伤护理常规 □二级护理 □饮食 临时医嘱： □保护已愈创面，必要时创面换药

（续表）

时　　间	住院第 33 天内 （术后第 4~6 天）	住院第 42 天内 （术后第 7~14 天）
重点 医嘱	□其他辅助用促进创面 　愈合，营养支持药物 　（根据病情需要） □停长期静脉用药 □抬高患肢，注意肢端 　血供（根据病情需要） **临时医嘱：** □换药（根据创面敷料 　渗湿情况决定换药时 　间及次数）	出院医嘱： □保护已愈合创面，避免日晒 □2 周后门诊首次复查，指导抗瘢 　痕治疗和功能锻炼 □门诊定期随诊，如有不适，随时 　来诊
主要 护理 工作	□观察患者病情变化 □术后生活护理 □术后心理护理 □术后定期翻身侧卧	□指导患者办理出院手续 □出院宣教
病情 变异 记录	□无　□有 原因： 1. 2.	□无　□有 原因： 1. 2.
护士 签名		
医师 签名		

第4章

小面积混合深度热力烧伤（儿童）临床路径

一、小面积混合深度热力烧伤（儿童）临床路径标准住院流程

【适用对象】

第一诊断为面积≤ 10%TBSA 浅度与深度混合烧伤（ICD–10：T31.000、T29.200、T29.300），儿童患者。

【诊断依据】

根据《临床诊疗指南·烧伤外科学分册》（中华医学会编著，人民卫生出版社）。

1. 有热液、电弧或火焰烧伤病史。

2. 体检有明确体征，表现为创面局部红肿明显，可见大小不等水疱，疱液淡黄清亮。基底苍白或红白相间或潮红，部分基底粉红湿润、质软、痛觉敏感，部分基底质地较硬、痛觉迟钝，渗

出无异味。

【治疗方案的选择及依据】

根据《临床诊疗指南·烧伤外科学分册》（中华医学会编著，人民卫生出版社）。

1. 伤后创面可立即冷疗，患者全身状况良好，血压无明显下降，呼吸平顺，无手术禁忌。入院后行急诊清创或清创术，创面包扎。

2. 创面定期换药治疗，根据病情使用凡士林油纱、磺胺嘧啶银霜剂、其他含银敷料、不粘敷料及软膏等抗感染外用药、异体异种皮等生物敷料和其他创面修复敷料。

3. 外用生长因子类促进创面愈合的药物。

【标准住院日】

14～28 天。

【进入路径标准】

1. 第一诊断为面积≤10%TBSA，烧伤深度为深Ⅱ度或Ⅲ度，浅度与深度创面混合，烧伤时间≤48h（ICD-10：T31.000、T29.200、T29.300）。

2. 儿童患者，无明显创面感染。

3. 当患者同时具有其他疾病诊断，但在住院期间不需要特殊处理也不影响第一诊断的临床路径流程实施时，可以进入路径。

4. 排除头面部等特殊部位的烧伤。

【入院后完善各项检查】（1～3天）

1. 必需的检查项目

(1) 血常规、尿常规、粪常规。

(2) 肝肾功能、电解质。

(3) 凝血功能。

(4) 感染性疾病筛查（乙肝、丙肝、获得性免疫缺陷综合征、梅毒等）。

(5) 胸部 X 线片、心电图。

2. 根据患者病情可选择项目

(1) 血气分析、创面微生物培养及药敏。

(2) C 反应蛋白、降钙素原、BNP。

(3) 有相关疾病者必要时请相关科室会诊。

【全身用药】

1. 抗菌药物按照《抗菌药物临床应用指导原则（2015 年版）》执行，选用头孢菌素类或半合成青霉素类药物静脉滴注，必要时根据创面培养结果调整抗生素。

2. 对症支持治疗，包括退热、止痛、促消化、预防应激性溃疡、营养支持等。

3. 辅助用药，包括破伤风抗毒素、全身促进创面愈合药物。

【创面处理】（伤后第 14～28 天）

1. 入院时给予急诊清创或清创术，清创后创面使用上述外用药物和（或）敷料包扎处理。

2. 创面视渗出情况隔天或每天（甚至每天 2 次）换药，原则上渗液渗出至创面外层敷料则应给予换药。

3. 换药方式，包括清除坏死组织，生理盐水清洗，外用生长因子等促进创面愈合药物后，覆盖凡士林油纱、不粘敷料、磺胺嘧啶银霜剂、含银敷料、含银软膏和异体异种皮等生物敷料，外层用多层纱布或棉垫包扎。

4. 包扎应露出肢端便于观察血供。

5. 肢体包扎应固定在功能位置。

6. 创面定期换药，至大部分创面上皮化愈合。

【出院标准】

1. 一般情况良好，生命体征平稳，体温正常，常规化验指标无明显异常。

2. 创面愈合良好，创面基本愈合，残余创面 ≤ 1%TBSA，无感染征象。

3. 没有需要住院处理的并发症和（或）合并症。

【变异及原因分析】

1. 创面发生感染，导致创面加深，延迟愈合，造成住院日延长和费用增加。

2. 患者出现其他一个或多个器官障碍，导致病情加重，造成住院日延长和费用增加。

3. 患者全身情况较差、营养不良，导致创面愈合延迟，造成

住院日延长和费用增加。

4. 原伴随疾病控制不佳，需请相关科室会诊，进一步诊治。

5. 住院后出现其他内、外科疾病需进一步明确诊断，可进入其他路径。

6. 入院时坏死组织未完全分离，导致创面深度判断不准确。

7. 患者需要手术治疗。

二、小面积混合深度热力烧伤（儿童）临床路径表单

适用对象：第一诊断为混合深度热力烧伤面积 ≤ 10%TBSA（ICD-10：T31.000、T29.200、T29.300），儿童患者。

患者姓名：_____　性别：____　年龄：____　门诊号：____　住院号：____

住院日期：_____年__月__日　出院日期：_____年__月__日

标准住院日：14～28 天

时　间	住院第 1 天（入院当天）	住院第 2～3 天	住院第 4～6 天
主要诊疗工作	□ 询问病史及体格检查 □ 上级医师查房 □ 初步诊断和治疗方案 □ 住院医师完成住院病历、首次病程等病历书写 □ 完善相关检查	□ 上级医师查房 □ 继续完成化验检查 □ 完成必要的相关科室会诊 □ 完成病程记录，主任查房 □ 必要时创面换药	□ 上级医师查房 □ 完成病程记录 □ 定期创面换药 □ 观察创面情况

（续表）

时 间	住院第 1 天 （入院当天）	住院第 2～3 天	住院第 4～6 天
主要 诊疗 工作	□ 签署入院相关知情同意书、DRG协议书 □ 急诊清创或清创术、创面包扎		
重点 医嘱	**长期医嘱:** □ 烧伤护理常规 □ 二级护理 □ 饮食 □ 抗生素: 头孢菌素或半合成青霉素类（或根据病情和药敏试验结果调整） □ 其他辅助用促进创面愈合，营养支持药物（根据病情需要） □ 抬高患肢，注意肢端血供（根据病情需要） □ 既往合并用药 **临时医嘱:** □ 血、尿、粪常规；肝肾功能、电解质；凝血功能；胸部 X 线片、心电图	**长期医嘱:** □ 烧伤护理常规 □ 二级护理 □ 饮食 □ 抗生素: 头孢菌素或半合成青霉素类（或根据病情和药敏试验结果调整） □ 其他辅助用促进创面愈合，营养支持药物（根据病情需要） □ 抬高患肢，注意肢端血供（根据病情需要） □ 既往合并用药 **临时医嘱:** □ 根据会诊科室要求安排检查和化验单 □ 对症降温及止痛（根据病情需要），基础疾病治疗	**长期医嘱:** □ 烧伤护理常规 □ 二级护理 □ 饮食 □ 抗生素: 头孢菌素或半合成青霉素类（或根据病情和药敏试验结果调整） □ 其他辅助用促进创面愈合，营养支持药物（根据病情需要） □ 抬高患肢，注意肢端血供（根据病情需要） □ 既往合并用药 **临时医嘱:** □ 对症降温及止痛（根据病情需要），基础疾病治疗

（续表）

时　间	住院第1天 （入院当天）	住院第2～3天	住院第4～6天
重点 医嘱	□根据病情：头颅、四肢等部位X线检查；超声心动图、血气分析和肺功能 □急诊创面清创，外用生长因子类促进创面愈合药物后，覆盖凡士林油纱、不粘敷料、磺胺嘧啶银霜剂、含银敷料、含银软膏和异体异种皮等敷料 □对症降温及止痛（根据病情需要），基础疾病治疗	□创面换药，外用生长因子类促进创面愈合药物后，覆盖凡士林油纱、不粘敷料、磺胺嘧啶银霜剂、含银敷料、含银软膏和异体异种皮等敷料	□创面换药，外用生长因子类促进创面愈合药物后，覆盖凡士林油纱、不粘敷料、磺胺嘧啶银霜剂、含银敷料、含银软膏和异体异种皮等敷料
主要护理工作	□入院宣教 □介绍病房环境、设施设备 □入院护理评估	□观察患者病情变化并及时报告医生 □心理与生活护理	□观察患者病情变化并及时报告医生 □心理与生活护理
病情变异记录	□无　□有 原因： 1. 2.	□无　□有 原因： 1. 2.	□无　□有 原因： 1. 2.

（续表）

时　间	住院第 1 天 （入院当天）	住院第 2～3 天	住院第 4～6 天
护士 签名			
医师 签名			

时　间	住院第 7～14 天	住院第 14～28 天
主要诊疗工作	□上级医师查房 □完成病程记录 □定期创面换药 □观察创面情况	□上级医师查房，进行病情评估，确定有无并发症和伤口愈合不良情况，明确是否出院 □完成出院志、病案首页、出院诊断证明书等所有病历资料 □向患者交代出院后注意事项，指导其进行功能锻炼，交代复诊的时间、地点等
重点医嘱	长期医嘱： □烧伤护理常规 □二级护理 □饮食 □停用抗生素（根据病情） □其他辅助用促进创面愈合，营养支持药物（根据病情需要） □抬高患肢，注意肢端血供（根据病情需要） □既往合并用药	长期医嘱： □烧伤护理常规 □二级护理 □饮食

（续表）

时 间	住院第7～14天	住院第14～28天
重点医嘱	**临时医嘱：** □ 对症降温及止痛（根据病情需要），基础疾病治疗 □ 创面换药，外用生长因子类促进创面愈合药物后，覆盖凡士林油纱、不粘敷料、磺胺嘧啶银霜剂、含银敷料、含银软膏和异体异种皮等敷料	**临时医嘱：** □ 保护已愈合创面，必要时创面换药 **出院医嘱：** □ 保护已愈合创面，避免日晒 □ 2周后门诊首次复查，指导抗瘢痕治疗和功能锻炼 □ 门诊定期随诊，如有不适，随时来诊
主要护理工作	□ 观察患者病情变化并及时报告医生 □ 心理与生活护理	□ 指导患者办理出院手续 □ 出院宣教
病情变异记录	□无 □有 原因： 1. 2.	□无 □有 原因： 1. 2.
护士签名		
医师签名		

第5章

中面积浅度热力烧伤临床路径

一、中面积浅度热力烧伤临床路径标准住院流程

【适用对象】

第一诊断为浅Ⅱ度烧伤面积11%～30%TBSA（ICD-10：T31.100、T31.200、T29.200）。

【诊断依据】

根据《临床诊疗指南·烧伤外科学分册》（中华医学会编著，人民卫生出版社）。

1. 有热液、电弧或火焰烧伤病史。

2. 体检有明确体征，表现为创面局部红肿明显，可见大水疱，疱液淡黄清亮。基底粉红湿润、质软、痛觉敏感，拔毛坚实，渗出无异味。

【治疗方案的选择及依据】

根据《临床诊疗指南·烧伤外科学分册》（中华医学会编著，人民卫生出版社）。

1. 伤后创面可立即冷疗，患者全身状况良好，血压无明显下降，呼吸平顺，无手术禁忌。入院后行急诊清创或清创术，创面包扎。

2. 创面定期换药治疗，根据病情使用凡士林油纱、磺胺嘧啶银霜剂、其他含银敷料、不粘敷料及软膏等抗感染外用药、异体异种皮等生物敷料和其他创面修复敷料。

3. 外用生长因子类促进创面愈合的药物。

【标准住院日】

7～14 天。

【进入路径标准】

1. 第一诊断必须符合浅 Ⅱ 度烧伤面积 11～30%TBSA 且烧伤时间 ≤ 48h（ICD–10：T31.100、T31.200、T29.200）。

2. 无明显创面感染。

3. 当患者同时具有其他疾病诊断，但在住院期间不需要特殊处理也不影响第一诊断的临床路径流程实施时，可以进入路径。

4. 排除头面部等特殊部位的烧伤。

【入院后完善各项检查】（1～3天）

1. 必需的检查项目

(1) 血常规、尿常规、粪常规。

(2) 肝肾功能、电解质。

(3) 凝血功能。

(4) 感染性疾病筛查（乙肝、丙肝、获得性免疫缺陷综合征、梅毒等）。

(5) 胸部 X 线片、心电图。

2. 根据患者病情可选择项目

(1) 超声心动图、血气分析、肺功能（高龄或既往有心、肺病史者）、创面微生物培养及药敏。

(2) C 反应蛋白、降钙素原、BNP。

(3) 有相关疾病者必要时请相关科室会诊。

【全身用药】

1. 抗菌药物按照《抗菌药物临床应用指导原则（2015 年版）》执行，选用头孢菌素类或半合成青霉素类药物静脉滴注，必要时根据创面培养结果调整抗生素。

2. 对症支持治疗，包括退热、止痛、促消化、预防应激性溃疡、营养支持等。

3. 辅助用药，包括破伤风抗毒素、全身促进创面愈合药物。

【创面处理】(伤后第 14 天内)

1. 入院时给予急诊清创或清创术，清创后创面使用上述外用药物和（或）敷料包扎处理。

2. 创面视渗出情况隔天或每天（甚至每天 2 次）换药，原则上渗液渗出至创面外层敷料则应给予换药。

3. 换药方式，包括清除坏死组织，生理盐水清洗，外用生长因子等促进创面愈合药物后，覆盖凡士林油纱、不粘敷料、磺胺嘧啶银霜剂、含银敷料、含银软膏和异体异种皮等生物敷料，外层用多层纱布或棉垫包扎。

4. 包扎应露出肢端便于观察血供。

5. 包扎应固定在功能位置。

6. 如创面加深演变为深Ⅱ度或Ⅲ度，则退出临床路径给予手术治疗。

【出院标准】

1. 一般情况良好，生命体征平稳，体温正常，常规化验指标无明显异常。

2. 创面愈合良好，创面基本上皮化，残余创面≤ 5%TBSA，无感染征象。

3. 没有需要住院处理的并发症和（或）合并症。

【变异及原因分析】

1. 创面发生感染，导致创面加深，延迟愈合，造成住院日延长和费用增加。

2. 患者出现其他一个或多个器官障碍，导致病情加重，造成住院日延长和费用增加。

3. 患者全身情况较差、营养不良，导致创面愈合延迟，造成住院日延长和费用增加。

4. 原伴随疾病控制不佳，需请相关科室会诊，进一步诊治。

5. 住院后出现其他内、外科疾病需进一步明确诊断，可进入其他路径。

6. 入院时坏死组织未完全分离，导致创面深度判断不准确。

7. 患者需要手术治疗。

二、中面积浅度热力烧伤临床路径表单

适用对象：第一诊断为浅Ⅱ度热力烧伤 11%～30%TBSA（ICD-10：T31.100、T31.200、T29.200）。

患者姓名：_____ 性别：____ 年龄：____ 门诊号：____ 住院号：____

住院日期：_____年__月__日 出院日期：_____年__月__日

标准住院日：7～14 天

时　间	住院第 1 天（入院当天）	住院第 2～3 天
主要诊疗工作	□ 询问病史及体格检查 □ 上级医师查房 □ 初步诊断和治疗方案 □ 住院医师完成住院病历、首次病程等病历书写 □ 完善相关检查 □ 签署入院相关知情同意书、DRG 协议书	□ 上级医师查房 □ 继续完成化验检查 □ 完成必要的相关科室会诊 □ 完成病程记录，主任查房 □ 必要时创面换药

时 间	住院第 1 天（入院当天）	住院第 2～3 天
主要诊疗工作	☐急诊清创或清创术、创面包扎	
重点医嘱	**长期医嘱：** ☐烧伤护理常规 ☐二级护理 ☐饮食 ☐抗生素：头孢菌素或半合成青霉素类（或根据病情和药敏试验结果调整） ☐其他辅助用促进创面愈合，营养支持药物（根据病情需要） ☐抬高患肢，注意肢端血供（根据病情需要） ☐既往合并用药 **临时医嘱：** ☐血、尿、粪常规；肝肾功能、电解质；凝血功能；胸部 X 线片、心电图 ☐根据病情：头颅、四肢等部位 X 线检查；超声心动图、血气分析和肺功能 ☐急诊创面清创，外用生长因子类促进创面愈合药物后，覆盖凡士林油纱、不粘敷料、磺胺嘧啶银霜剂、含银敷料、含银软膏和异体异种皮等敷料 ☐对症降温及止痛（根据病情需要），基础疾病治疗	**长期医嘱：** ☐烧伤护理常规 ☐二级护理 ☐饮食 ☐抗生素：头孢菌素或半合成青霉素类（或根据病情和药敏试验结果调整） ☐其他辅助用促进创面愈合，营养支持药物（根据病情需要） ☐抬高患肢，注意肢端血供（根据病情需要） ☐既往合并用药 **临时医嘱：** ☐根据会诊科室要求安排检查和化验单 ☐对症降温及止痛（根据病情需要），基础疾病治疗 ☐创面换药，外用生长因子类促进创面愈合药物后，覆盖凡士林油纱、不粘敷料、磺胺嘧啶银霜剂、含银敷料、含银软膏和异体异种皮等敷料

（续表）

时 间	住院第1天（入院当天）	住院第2~3天
主要护理工作	□入院宣教 □介绍病房环境、设施设备 □入院护理评估	□观察患者病情变化并及时报告医生 □心理与生活护理
病情变异记录	□无　□有 原因： 1. 2.	□无　□有 原因： 1. 2.
护士签名		
医师签名		

时 间	住院第4~6天	住院第7~14天
主要诊疗工作	□上级医师查房 □完成病程记录 □创面换药 □观察创面情况	□上级医师查房，进行病情评估，确定有无并发症和伤口愈合不良情况，明确是否出院 □完成出院志、病案首页、出院诊断证明书等所有病历资料 □向患者交代出院后注意事项，指导其进行功能锻炼，交代复诊的时间、地点等
重点医嘱	长期医嘱： □烧伤护理常规 □二级护理 □饮食	长期医嘱： □烧伤护理常规 □二级护理 □饮食 □停用抗生素

（续表）

时　间	住院第4～6天	住院第7～14天
重点医嘱	□抗生素：头孢菌素或半合成青霉素类（或根据病情和药敏试验结果调整） □其他辅助用促进创面愈合，营养支持药物（根据病情需要） □抬高患肢，注意肢端血供（根据病情需要） **临时医嘱：** □创面换药，外用生长因子类促进创面愈合药物后，覆盖凡士林油纱、不粘敷料、磺胺嘧啶银霜剂、含银敷料、含银软膏和异体异种皮等敷料	**临时医嘱：** □保护已愈合创面，必要时创面换药 □**出院医嘱：** □保护已愈合创面，避免日晒 □2周后门诊首次复查，指导抗瘢痕治疗和功能锻炼 □门诊定期随诊，如有不适，随时来诊
主要护理工作	□观察患者病情变化并及时报告医生 □心理与生活护理	□指导患者办理出院手续 □出院宣教
病情变异记录	□无　□有 原因： 1. 2.	□无　□有 原因： 1. 2.
护士签名		
医师签名		

第6章

中面积混合深度热力烧伤需手术临床路径

一、中面积混合深度热力烧伤需手术临床路径标准住院流程

【适用对象】

第一诊断为面积 11%～30%TBSA 浅度与深度混合烧伤（ICD–10：T31.100、T31.200、T29.200、T29.300；手术操作：皮肤替代物移植，负压封闭引流术，刃厚皮片移植）。

【诊断依据】

根据《临床诊疗指南·烧伤外科学分册》（中华医学会编著，人民卫生出版社）。

1. 有热液、电弧或火焰烧伤病史。

2. 体检有明确体征，表现为创面局部红肿明显，可见大小不等水疱，疱液淡黄清亮。基底苍白或红白相间或潮红，部分基底

粉红湿润、质软、痛觉敏感，部分基底质地较硬、痛觉迟钝，渗出无异味。

【治疗方案的选择及依据】

根据《临床诊疗指南·烧伤外科学分册》（中华医学会编著，人民卫生出版社）。

1. 伤后创面可立即冷疗，患者全身状况良好，血压无明显下降，呼吸平顺，无手术禁忌。入院后行急诊清创或清创术，创面包扎。

2. 创面定期换药治疗，根据病情使用凡士林油纱、磺胺嘧啶银霜剂、其他含银敷料、不粘敷料及软膏等抗感染外用药、异体异种皮等生物敷料和其他创面修复敷料。

3. 外用生长因子类促进创面愈合的药物。

4. 待部分较浅创面自行愈合，创面界限清晰后深Ⅱ度以上创面进行手术植皮修复。

【标准住院日】

28～42 天。

【进入路径标准】

1. 第一诊断为面积 11%～30%TBSA 且烧伤时间 ≤ 48h（ICD-10：T31.100、T31.200、T29.200、T29.300），存在深度创面单纯换药难以愈合，可能需要进行手术植皮治疗。

2. 无明显创面感染。

3. 当患者同时具有其他疾病诊断，但在住院期间不需要特殊处理也不影响第一诊断的临床路径流程实施时，可以进入路径。

4. 排除头面部等特殊部位的烧伤。

【入院后完善各项检查】（1～3天）

1. 必需的检查项目

(1) 血常规、尿常规、粪常规。

(2) 肝肾功能、电解质。

(3) 凝血功能。

(4) 感染性疾病筛查（乙肝、丙肝、获得性免疫缺陷综合征、梅毒等）。

(5) 胸部 X 线片、心电图。

2. 根据患者病情可选择项目

(1) 超声心动图、血气分析、肺功能（高龄或既往有心、肺病史者）、创面微生物培养及药敏。

(2) C 反应蛋白、降钙素原、BNP。

(3) 有相关疾病者必要时请相关科室会诊。

【全身用药】

1. 抗菌药物按照《抗菌药物临床应用指导原则（2015 年版）》执行，选用头孢菌素类或半合成青霉素类药物静脉滴注，必要时根据创面培养结果调整抗生素。

2. 对症支持治疗，包括退热、止痛、促消化、预防应激性溃疡、营养支持等。

3. 辅助用药，包括破伤风抗毒素、全身用药促进创面愈合。

【创面处理】（伤后第 21～28 天）

1. 入院时给予急诊清创或清创术，清创后创面使用上述外用药物和（或）敷料包扎处理。

2. 创面视渗出情况隔天或每天（甚至每天 2 次）换药，原则上渗液渗出至创面外层敷料则应给予换药。

3. 换药方式，包括清除坏死组织，生理盐水清洗，外用生长因子等促进创面愈合药物后，覆盖凡士林油纱、不粘敷料、磺胺嘧啶银霜剂、含银敷料、含银软膏和异体异种皮等生物敷料，外层用多层纱布或棉垫包扎。

4. 包扎应露出肢端便于观察血供。

5. 肢体包扎应固定在功能位置。

6. 创面定期换药，至浅度创面上皮化愈合。

【手术日】（伤后第 28 天内）

1. 麻醉方式，包括气管插管全麻、阻滞麻醉、浸润麻醉。

2. 手术方式为根据病情行创面切 / 削痂、清创、磨痂、自体皮片移植术；或单纯切削痂，清创后行皮肤替代物移植术或封闭式负压引流，二期自体皮片移植术。

3. 输血，视术中出血情况而定。

4. 术中用药为麻醉药物，必要时抗菌药物，术区外用药物及敷料。

【术后住院恢复】（≤术后第14天）

1. 选择复查的检查项目

血常规、凝血功能、电解质等根据病情选择检查项目。

2. 术后处理

(1) 抗菌药物按照《抗菌药物临床应用指导原则（2015年版）》执行。

(2) 术后换药，皮片移植区术后视情况5～7天开敷料检视皮片存活情况，7～14天拆除皮肤缝合钉或缝线。创面换药方法为碘伏清洗消毒，局部外用生长因子等促进创面愈合药物后，覆盖凡士林油纱、磺胺嘧啶银霜剂、含银敷料、含银软膏等，外层用多层纱布或棉垫包扎。

(3) 术后抗瘢痕治疗及功能康复，创面愈合后尽早进行术后药物防瘢痕治疗，定制弹力套、矫形器，尽早指导患者进行功能锻炼。

(4) 封闭式负压引流处理，按照封闭式负压引流操作规范进行，封闭式负压引流进行充分创面床准备后，二期行自体皮片移植。

【出院标准】

1. 一般情况良好，生命体征平稳，体温正常，常规化验指标无明显异常。

2. 创面愈合良好，创面基本愈合，残余创面≤5%TBSA，无感染征象。

3.没有需要住院处理的并发症和（或）合并症。

【变异及原因分析】

1.皮肤移植失败或创面发生感染，导致创面加深，延迟愈合，造成住院日延长和费用增加。

2.患者出现其他一个或多个器官障碍，导致病情加重，造成住院日延长和费用增加。

3.患者全身情况较差、营养不良，导致创面愈合延迟，造成住院日延长和费用增加。

4.原伴随疾病控制不佳，需请相关科室会诊，进一步诊治。

5.住院后出现其他内、外科疾病需进一步明确诊断，可进入其他路径。

6.入院时坏死组织未完全分离，导致创面深度判断不准确。

7.患者不同意手术。

二、中面积混合深度热力烧伤需手术临床路径表单

适用对象：第一诊断为混合深度热力烧伤面积11%～30%TBSA（ICD-10：T31.100、T31.200、T29.200、T29.300）。

患者姓名：_____ 性别：_____ 年龄：_____ 门诊号：_____ 住院号：_____

住院日期：_____年__月__日 出院日期：_____年__月__日

标准住院日：28～42天

时 间	住院第1天 （入院当天）	住院第2～7天	住院第8～14天
主要 诊疗 工作	□ 询问病史及体格检查 □ 上级医师查房 □ 初步诊断和治疗方案 □ 住院医师完成住院病历、首次病程等病历书写 □ 完善相关检查 □ 签署入院相关知情同意书、DRG协议书 □ 急诊清创或清创术、创面包扎	□ 上级医师查房 □ 继续完成化验检查 □ 完成必要的相关科室会诊 □ 完成病程记录，主任查房 □ 必要时创面换药	□ 上级医师查房 □ 完成病程记录 □ 定期创面换药 □ 观察创面情况
重点 医嘱	长期医嘱： □ 烧伤护理常规 □ 二级护理 □ 饮食 □ 抗生素：头孢菌素或半合成青霉素类（或根据病情和药敏试验结果调整） □ 其他辅助用促进创面愈合，营养支持药物（根据病情需要） □ 抬高患肢，注意肢端血供（根据病情需要） □ 既往合并用药	长期医嘱： □ 烧伤护理常规 □ 二级护理 □ 饮食 □ 抗生素：头孢菌素或半合成青霉素类（或根据病情和药敏试验结果调整） □ 其他辅助用促进创面愈合，营养支持药物（根据病情需要） □ 抬高患肢，注意肢端血供（根据病情需要） □ 既往合并用药	长期医嘱： □ 烧伤护理常规 □ 二级护理 □ 饮食 □ 抗生素：头孢菌素或半合成青霉素类（或根据病情和药敏试验结果调整） □ 其他辅助用促进创面愈合，营养支持药物（根据病情需要） □ 抬高患肢，注意肢端血供（根据病情需要） □ 既往合并用药

（续表）

时　间	住院第 1 天 （入院当天）	住院第 2～7 天	住院第 8～14 天
重点 医嘱	临时医嘱： □ 血、尿、粪常规；肝肾功能、电解质；凝血功能；胸部 X 线片、心电图 □ 根据病情：头颅、四肢等部位 X 线检查；超声心动图、血气分析和肺功能 □ 急诊创面清创，外用生长因子类促进创面愈合药物后，覆盖凡士林油纱、不粘敷料、磺胺嘧啶银霜剂、含银敷料、含银软膏和异体异种皮等敷料 □ 对症降温及止痛（根据病情需要），基础疾病治疗	临时医嘱： □ 根据会诊科室要求安排检查和化验单 □ 对症降温及止痛（根据病情需要），基础疾病治疗 □ 创面换药，外用生长因子类促进创面愈合药物后，覆盖凡士林油纱、不粘敷料、磺胺嘧啶银霜剂、含银敷料、含银软膏和异体异种皮等敷料	临时医嘱： □ 创面换药，外用生长因子类促进创面愈合药物后，覆盖凡士林油纱、不粘敷料、磺胺嘧啶银霜剂、含银敷料、含银软膏和异体异种皮等敷料
主要 护理 工作	□ 入院宣教 □ 介绍病房环境、设施设备 □ 入院护理评估	□ 观察患者病情变化并及时报告医生 □ 心理与生活护理	□ 观察患者病情变化并及时报告医生 □ 心理与生活护理

（续表）

时　间	住院第 1 天 （入院当天）	住院第 2～7 天	住院第 8～14 天
病情 变异 记录	□无　□有 原因： 1. 2.	□无　□有 原因： 1. 2.	□无　□有 原因： 1. 2.
护士 签名			
医师 签名			

时　间	住院第 15～28 天	住院第 28 天内 （手术日）	住院第 31 天内 （术后第 1～3 天）
主要 诊疗 工作	□上级医师查房， 进行病情评估， 确定已愈合创面 及未愈合创面情 况，进行术前讨 论，根据病情确 定手术方案 □完成术前准备与 术前评估 □完成病程记录 □向患者及家属交 代病情及围术期 注意事项，签署 手术同意书 □麻醉医师术前 访视	□手术（包括手 术安全核对） □完成手术记录 □完成术后病程 记录 □向患者及家属 交代病情及术 后注意事项 □开术后医嘱	□上级医师查房， 观察病情变化 □完成常规病历 书写 □注意观察伤口敷 料渗湿情况 □注意呼吸情况

（续表）

时　间	住院第 15～28 天	住院第 28 天内（手术日）	住院第 31 天内（术后第 1～3 天）
重点医嘱	**长期医嘱：** □ 烧伤护理常规 □ 二级护理 □ 饮食 □ 既往合并用药 **临时医嘱：** □ 备皮 □ 术前禁食禁饮（全麻时） □ 其他特殊医嘱	**长期医嘱：** □ 全麻或局麻术后护理常规 □ 一级护理 □ 禁食禁饮（全麻当日） □ 吸氧 □ 心电监护 □ 抗感染治疗 □ 注意呼吸情况 □ 预防应激性溃疡用药（根据病情需要） **临时医嘱：** □ 导尿（根据病情需要） □ 输液、维持水电平衡 □ 使用止吐、镇痛药物（根据病情需要） □ 其他特殊医嘱	**长期医嘱：** □ 烧伤护理常规 □ 一级护理 □ 普通饮食 □ 留置导尿管（根据病情需要） □ 抗生素 □ 预防应激性溃疡药物（根据病情需要） □ 注意呼吸情况 □ 既往合并用药 □ 抬高患肢，注意肢端血供（根据病情需要） **临时医嘱：** □ 输液、维持水电平衡 □ 使用止吐、止痛药物（根据病情需要） □ 换药（根据创面敷料渗湿情况决定换药时间及次数）
主要护理工作	□ 术前准备，术前宣教（提醒患者术前禁食禁饮） □ 沐浴、剪指甲、更衣 □ 心理护理	□ 观察患者病情变化 □ 术后生活护理 □ 术后疼痛护理 □ 定时巡视病房	□ 观察患者病情变化 □ 术后生活护理 □ 术后心理护理 □ 术后疼痛护理 □ 术后定期翻身侧卧

（续表）

时　间	住院第 15～28 天	住院第 28 天内 （手术日）	住院第 31 天内 （术后第 1～3 天）
病情变异记录	□无　□有 原因： 1. 2.	□无　□有 原因： 1. 2.	□无　□有 原因： 1. 2.
护士签名			
医师签名			

时　间	住院第 34 天内 （术后第 4～6 天）	住院第 42 天内 （术后第 7～14 天）
主要诊疗工作	□上级医师查房，观察病情变化 □完成常规病历书写 □注意观察伤口敷料渗湿情况	□上级医师查房，观察创面植皮存活及愈合情况，确定有无并发症和伤口愈合不良情况，明确是否出院 □完成出院志、病案首页、出院诊断证明书等所有病历资料 □向患者交代出院后注意事项，指导其进行功能锻炼，交代复诊的时间、地点等
重点医嘱	长期医嘱： □烧伤护理常规 □二级护理 □饮食 □既往合并用药 □停用抗生素（根据病情需要）	长期医嘱： □烧伤护理常规 □二级护理 □饮食 临时医嘱： □保护已愈创面，必要时创面换药

时　间	住院第 34 天内 （术后第 4～6 天）	住院第 42 天内 （术后第 7～14 天）
重点 医嘱	□其他辅助用促进创面愈合，营养支持药物（根据病情需要） □停长期静脉用药 □抬高患肢，注意肢端血供（根据病情需要） **临时医嘱：** □换药（根据创面敷料渗湿情况决定换药时间及次数）	**出院医嘱：** □保护已愈合创面，避免日晒 □2 周后门诊首次复查，指导抗瘢痕治疗和功能锻炼 □门诊定期随诊，如有不适，随时来诊
主要 护理 工作	□观察患者病情变化 □术后生活护理 □术后心理护理 □术后定期翻身侧卧	□指导患者办理出院手续 □出院宣教
病情 变异 记录	□无　□有 原因： 1. 2.	□无　□有 原因： 1. 2.
护士 签名		
医师 签名		

第7章

中面积混合深度热力烧伤（儿童）临床路径

一、中面积混合深度热力烧伤（儿童）临床路径标准住院流程

【适用对象】

第一诊断为面积 11%～30%TBSA 浅度与深度混合烧伤（ICD–10：T31.100、T31.200、T29.200、T29.300），儿童患者。

【诊断依据】

根据《临床诊疗指南·烧伤外科学分册》（中华医学会编著，人民卫生出版社）。

1. 有热液、电弧或火焰烧伤病史。

2. 体检有明确体征，表现为创面局部红肿明显，可见大小不等水疱，疱液淡黄清亮。基底苍白或红白相间或潮红，部分基底粉红湿润、质软、痛觉敏感，部分基底质地较硬、痛觉迟钝，渗

出无异味。

【治疗方案的选择及依据】

根据《临床诊疗指南·烧伤外科学分册》(中华医学会编著，人民卫生出版社)。

1. 伤后创面可立即冷疗，患者全身状况良好，血压无明显下降，呼吸平顺，无手术禁忌。入院后行急诊清创或清创术，创面包扎。

2. 创面定期换药治疗，根据病情使用凡士林油纱、磺胺嘧啶银霜剂、其他含银敷料、不粘敷料及软膏等抗感染外用药、异体异种皮等生物敷料和其他创面修复敷料。

3. 外用生长因子类促进创面愈合的药物。

【标准住院日】

14～28 天。

【进入路径标准】

1. 第一诊断为面积 11%～30%TBSA，烧伤深度为深Ⅱ度或Ⅲ度，浅度与深度创面混合，烧伤时间 ≤ 48h（ICD-10：T31.100、T31.200、T29.200、T29.300）。

2. 儿童患者，无明显创面感染。

3. 当患者同时具有其他疾病诊断，但在住院期间不需要特殊处理也不影响第一诊断的临床路径流程实施时，可以进入路径。

4. 排除头面部等特殊部位的烧伤。

【入院后完善各项检查】（1～3天）

1. 必需的检查项目

(1) 血常规、尿常规、粪常规。

(2) 肝肾功能、电解质。

(3) 凝血功能。

(4) 感染性疾病筛查（乙肝、丙肝、获得性免疫缺陷综合征、梅毒等）。

(5) 胸部 X 线片、心电图。

2. 根据患者病情可选择项目

(1) 血气分析、创面微生物培养及药敏。

(2) C 反应蛋白、降钙素原、BNP。

(3) 有相关疾病者必要时请相关科室会诊。

【全身用药】

1. 抗菌药物按照《抗菌药物临床应用指导原则（2015 年版）》执行，选用头孢菌素类或半合成青霉素类药物静脉滴注，必要时根据创面培养结果调整抗生素。

2. 对症支持治疗，包括退热、止痛、促消化、预防应激性溃疡、营养支持等。

3. 辅助用药，包括破伤风抗毒素、全身促进创面愈合药物。

【创面处理】（14～28天）

1. 入院时给予急诊清创或清创术，清创后创面使用上述外用药物和（或）敷料包扎处理。

2. 创面视渗出情况隔天或每天（甚至每天 2 次）换药，原则上渗液渗出至创面外层敷料则应给予换药。

3. 换药方式，包括清除坏死组织，生理盐水清洗，外用生长因子等促进创面愈合药物后，覆盖凡士林油纱、不粘敷料、磺胺嘧啶银霜剂、含银敷料、含银软膏和异体异种皮等生物敷料，外层用多层纱布或棉垫包扎。

4. 包扎应露出肢端便于观察血供。

5. 肢体包扎应固定在功能位置。

6. 创面定期换药，至大部分创面上皮化愈合。

【出院标准】

1. 一般情况良好，生命体征平稳，体温正常，常规化验指标无明显异常。

2. 创面愈合良好，创面基本愈合，残余创面 ≤ 5%TBSA，无感染征象。

3. 没有需要住院处理的并发症和（或）合并症。

【变异及原因分析】

1. 创面发生感染，导致创面加深，延迟愈合，造成住院日延长和费用增加。

2. 患者出现其他一个或多个器官障碍，导致病情加重，造成住院日延长和费用增加。

3. 患者全身情况较差、营养不良，导致创面愈合延迟，造成

住院日延长和费用增加。

4. 原伴随疾病控制不佳，需请相关科室会诊，进一步诊治。

5. 住院后出现其他内、外科疾病需进一步明确诊断，可进入其他路径。

6. 入院时坏死组织未完全分离，导致创面深度判断不准确。

7. 患者需要手术治疗。

二、中面积混合深度热力烧伤（儿童）临床路径表单

适用对象：第一诊断为混合深度热力烧伤面积 11%～30%TBSA
（ICD-10：T31.100、T31.200、T29.200、T29.300），儿童患者。
患者姓名：＿＿＿＿　性别：＿＿＿　年龄：＿＿＿　门诊号：＿＿＿　住院号：＿＿＿
住院日期：＿＿＿＿年＿月＿日　出院日期：＿＿＿＿年＿月＿日
标准住院日：14～28 天

时　间	住院第 1 天 （入院当天）	住院第 2～3 天	住院第 4～6 天
主要 诊疗 工作	□ 询问病史及体格检查 □ 上级医师查房 □ 初步诊断和治疗方案 □ 住院医师完成住院病历、首次病程等病历书写 □ 完善相关检查	□ 上级医师查房 □ 继续完成化验检查 □ 完成必要的相关科室会诊 □ 完成病程记录，主任查房 □ 必要时创面换药	□ 上级医师查房 □ 完成病程记录 □ 定期创面换药 □ 观察创面情况

（续表）

时　间	住院第 1 天 （入院当天）	住院第 2～3 天	住院第 4～6 天
主要 诊疗 工作	□签署入院相关知情同意书、DRG协议书 □急诊清创或清创术、创面包扎		
重点 医嘱	**长期医嘱：** □烧伤护理常规 □二级护理 □饮食 □抗生素：头孢菌素或半合成青霉素类（或根据病情和药敏试验结果调整） □其他辅助用促进创面愈合，营养支持药物（根据病情需要） □抬高患肢，注意肢端血供（根据病情需要） □既往合并用药 **临时医嘱：** □血、尿、粪常规；肝肾功能、电解质；凝血功能；胸部X线片、心电图	**长期医嘱：** □烧伤护理常规 □二级护理 □饮食 □抗生素：头孢菌素或半合成青霉素类（或根据病情和药敏试验结果调整） □其他辅助用促进创面愈合，营养支持药物（根据病情需要） □抬高患肢，注意肢端血供（根据病情需要） □既往合并用药 **临时医嘱：** □根据会诊科室要求安排检查和化验单 □对症降温及止痛（根据病情需要），基础疾病治疗	**长期医嘱：** □烧伤护理常规 □二级护理 □饮食 □抗生素：头孢菌素或半合成青霉素类（或根据病情和药敏试验结果调整） □其他辅助用促进创面愈合，营养支持药物（根据病情需要） □抬高患肢，注意肢端血供（根据病情需要） □既往合并用药 **临时医嘱：** □对症降温及止痛（根据病情需要），基础疾病治疗

（续表）

时　间	住院第1天 （入院当天）	住院第2～3天	住院第4～6天
重点 医嘱	□根据病情：头颅、四肢等部位X线检查；超声心动图、血气分析和肺功能 □急诊创面清创，外用生长因子类促进创面愈合药物后，覆盖凡士林油纱、不粘敷料、磺胺嘧啶银霜剂、含银敷料、含银软膏和异体异种皮等敷料 □对症降温及止痛（根据病情需要），基础疾病治疗	□创面换药，外用生长因子类促进创面愈合药物后，覆盖凡士林油纱、不粘敷料、磺胺嘧啶银霜剂、含银敷料、含银软膏和异体异种皮等敷料	□创面换药，外用生长因子类促进创面愈合药物后，覆盖凡士林油纱、不粘敷料、磺胺嘧啶银霜剂、含银敷料、含银软膏和异体异种皮等敷料
主要护理工作	□入院宣教 □介绍病房环境、设施设备 □入院护理评估	□观察患者病情变化并及时报告医生 □心理与生活护理	□观察患者病情变化并及时报告医生 □心理与生活护理
病情变异记录	□无　□有 原因： 1. 2.	□无　□有 原因： 1. 2.	□无　□有 原因： 1. 2.

（续表）

时　间	住院第 1 天 （入院当天）	住院第 2～3 天	住院第 4～6 天
护士 签名			
医师 签名			

时　间	住院第 7～14 天	住院第 14～28 天
主要 诊疗 工作	□上级医师查房 □完成病程记录 □定期创面换药 □观察创面情况	□上级医师查房，进行病情评估，确定有无并发症和伤口愈合不良情况，明确是否出院 □完成出院志、病案首页、出院诊断证明书等所有病历资料 □向患者交代出院后注意事项，指导其进行功能锻炼，交代复诊的时间、地点等
重点 医嘱	长期医嘱： □烧伤护理常规 □二级护理 □饮食 □抗生素：头孢菌素或半合成青霉素类（或根据病情和药敏试验结果调整） □其他辅助用促进创面愈合，营养支持药物（根据病情需要） □抬高患肢，注意肢端血供（根据病情需要） □既往合并用药	长期医嘱： □烧伤护理常规 □二级护理 □饮食 □停用抗生素

（续表）

时　间	住院第7～14天	住院第14～28天
重点医嘱	**临时医嘱：** □ 对症降温及止痛（根据病情需要），基础疾病治疗 □ 创面换药，外用生长因子类促进创面愈合药物后，覆盖凡士林油纱、不粘敷料、磺胺嘧啶银霜剂、含银敷料、含银软膏和异体异种皮等敷料	**临时医嘱：** □ 保护已愈合创面，必要时创面换药 **出院医嘱：** □ 保护已愈合创面，避免日晒 □ 2周后门诊首次复查，指导抗瘢痕治疗和功能锻炼 □ 门诊定期随诊，如有不适，随时来诊
主要护理工作	□ 观察患者病情变化并及时报告医生 □ 心理与生活护理	□ 指导患者办理出院手续 □ 出院宣教
病情变异记录	□无　□有 原因： 1. 2.	□无　□有 原因： 1. 2.
护士签名		
医师签名		

第8章

中面积混合深度热力烧伤需手术（儿童）临床路径

一、中面积混合深度热力烧伤需手术（儿童）临床路径标准住院流程

【适用对象】

第一诊断为面积 11%～30%TBSA 浅度与深度混合烧伤（ICD–10：T31.100、T31.200、T29.200、T29.300；手术操作：皮肤替代物移植、负压封闭引流术、刃厚皮片移植），儿童患者。

【诊断依据】

根据《临床诊疗指南·烧伤外科学分册》（中华医学会编著，人民卫生出版社）。

1. 有热液、电弧或火焰烧伤病史。

2. 体检有明确体征，表现为创面局部红肿明显，可见大小不等水疱，疱液淡黄清亮。基底苍白或红白相间或潮红，部分基底

粉红湿润、质软、痛觉敏感，部分基底质地较硬、痛觉迟钝，渗出无异味。

【治疗方案的选择及依据】

根据《临床诊疗指南·烧伤外科学分册》（中华医学会编著，人民卫生出版社）。

1. 伤后创面可立即冷疗，患者全身状况良好，血压无明显下降，呼吸平顺，无手术禁忌。入院后行急诊清创或清创术，创面包扎。

2. 创面定期换药治疗，根据病情使用凡士林油纱、磺胺嘧啶银霜剂、其他含银敷料、不粘敷料及软膏等抗感染外用药、异体异种皮等生物敷料和其他创面修复敷料。

3. 外用生长因子类促进创面愈合的药物。

4. 待部分较浅创面自行愈合，创面界限清晰后深Ⅱ度以上创面进行手术修复。

【标准住院日】

28～42 天。

【进入路径标准】

1. 第一诊断为面积 11%～30%TBSA 且烧伤时间 ≤ 48h（ICD-10：T31.100、T31.200、T29.200、T29.300），存在深度创面单纯换药难以愈合，可能需要进行手术植皮治疗。

2. 儿童患者，无明显创面感染。

3.当患者同时具有其他疾病诊断，但在住院期间不需要特殊处理也不影响第一诊断的临床路径流程实施时，可以进入路径。

4.排除头面部等特殊部位的烧伤。

【入院后完善各项检查】（1～3天）

1.必需的检查项目

(1) 血常规、尿常规、粪常规。

(2) 肝肾功能、电解质。

(3) 凝血功能。

(4) 感染性疾病筛查（乙肝、丙肝、获得性免疫缺陷综合征、梅毒等）。

(5) 胸部 X 线片、心电图。

2.根据患者病情可选择项目

(1) 超声心动图、血气分析、肺功能（高龄或既往有心、肺病史者）、创面微生物培养及药物敏感试验。

(2) C 反应蛋白、降钙素原、BNP。

(3) 有相关疾病者必要时请相关科室会诊。

【全身用药】

1.抗菌药物按照《抗菌药物临床应用指导原则（2015 年版）》执行，选用头孢菌素类或半合成青霉素类药物静脉滴注，必要时根据创面培养结果调整抗生素。

2.对症支持治疗，包括退热、止痛、促消化、预防应激性溃疡、营养支持等。

3. 辅助用药，包括破伤风抗毒素、全身促进创面愈合药物。

【创面处理】（伤后第21～28天）

1. 入院时给予急诊清创或清创术，清创后创面使用上述外用药物和（或）敷料包扎处理。

2. 创面视渗出情况隔天或每天（甚至每天2次）换药，原则上渗液渗出至创面外层敷料则应给予换药。

3. 换药方式，包括清除坏死组织，生理盐水清洗，外用生长因子等促进创面愈合药物后，覆盖凡士林油纱、不粘敷料、磺胺嘧啶银霜剂、含银敷料、含银软膏和异体异种皮等生物敷料，外层用多层纱布或棉垫包扎。

4. 包扎应露出肢端便于观察血供。

5. 肢体包扎应固定在功能位置。

6. 创面定期换药，至浅度创面上皮化愈合。

【手术日】（伤后第28天内）

1. 麻醉方式，包括气管插管全麻、阻滞麻醉、浸润麻醉。

2. 手术方式为根据病情行创面切/削痂、清创、磨痂，自体皮片移植术；或单纯切削痂，清创后行皮肤替代物移植术或封闭式负压引流，二期自体皮片移植术。

3. 输血，视术中出血情况而定。

4. 术中用药为麻醉药物，必要时抗菌药物，术区外用药物及敷料。

【术后住院恢复】（≤术后第14天）

1. 选择复查的检查项目

血常规、凝血功能、电解质等根据病情选择检查项目。

2. 术后处理

(1) 抗菌药物按照《抗菌药物临床应用指导原则（2015年版）》执行。

(2) 术后换药，皮片移植区术后视情况5~7天开敷料检视皮片存活情况，7~14天拆除皮肤缝合钉或缝线。创面换药方法为碘伏清洗消毒，局部外用莫匹罗星、生长因子等抗感染、促进创面愈合药物后，覆盖凡士林油纱、不粘敷料、磺胺嘧啶银霜剂、含银敷料、含银软膏等，外层用多层纱布或棉垫包扎。

(3) 术后抗瘢痕治疗及功能康复，创面愈合后尽早进行术后药物防瘢痕治疗，定制弹力套、矫形器，尽早指导患者进行功能锻炼。

(4) 封闭式负压引流处理，按照封闭式负压引流操作规范进行，封闭式负压引流进行充分创面床准备后二期行自体皮片移植。

【出院标准】

1. 一般情况良好，生命体征平稳，体温正常，常规化验指标无明显异常。

2. 创面愈合良好，创面基本愈合，残余创面≤5%TBSA，无感染征象。

3. 没有需要住院处理的并发症和（或）合并症。

【变异及原因分析】

1. 皮肤移植失败或创面发生感染，导致创面加深，延迟愈合，造成住院日延长和费用增加。

2. 患者出现其他一个或多个器官障碍，导致病情加重，造成住院日延长和费用增加。

3. 患者全身情况较差、营养不良，导致创面愈合延迟，造成住院日延长和费用增加。

4. 原伴随疾病控制不佳，需请相关科室会诊，进一步诊治。

5. 住院后出现其他内、外科疾病需进一步明确诊断，可进入其他路径。

6. 入院时坏死组织未完全分离，导致创面深度判断不准确。

7. 患者不同意手术。

二、中面积混合深度热力烧伤需手术（儿童）临床路径表单

适用对象：第一诊断为混合深度热力烧伤面积11%～30%TBSA（ICD-10：T31.100、T31.200、T29.200、T29.300），儿童患者。

患者姓名：_____ 性别：____ 年龄：____ 门诊号：____ 住院号：____

住院日期：_____年__月__日 出院日期：_____年__月__日

标准住院日：28～42天

时　间	住院第1天 （入院当天）	住院第2～7天	住院第8～14天
主要 诊疗 工作	□ 询问病史及体格检查 □ 上级医师查房 □ 初步诊断和治疗方案 □ 住院医师完成住院病历、首次病程等病历书写 □ 完善相关检查 □ 签署入院相关知情同意书、DRG协议书 □ 急诊清创或清创术、创面包扎	□ 上级医师查房 □ 继续完成化验检查 □ 完成必要的相关科室会诊 □ 完成病程记录，主任查房 □ 必要时创面换药	□ 上级医师查房 □ 完成病程记录 □ 定期创面换药 □ 观察创面情况
重点 医嘱	长期医嘱： □ 烧伤护理常规 □ 二级护理 □ 饮食 □ 抗生素：头孢菌素或半合成青霉素类（或根据病情和药敏试验结果调整） □ 其他辅助用促进创面愈合，营养支持药物（根据病情需要） □ 抬高患肢，注意肢端血供（根据病情需要） □ 既往合并用药	长期医嘱： □ 烧伤护理常规 □ 二级护理 □ 饮食 □ 抗生素：头孢菌素或半合成青霉素类（或根据病情和药敏试验结果调整） □ 其他辅助用促进创面愈合，营养支持药物（根据病情需要） □ 抬高患肢，注意肢端血供（根据病情需要） □ 既往合并用药	长期医嘱： □ 烧伤护理常规 □ 二级护理 □ 饮食 □ 抗生素：头孢菌素或半合成青霉素类（或根据病情和药敏试验结果调整） □ 其他辅助用促进创面愈合，营养支持药物（根据病情需要） □ 抬高患肢，注意肢端血供（根据病情需要） □ 既往合并用药

（续表）

时 间	住院第1天（入院当天）	住院第2～7天	住院第8～14天
重点医嘱	临时医嘱： □血、尿、粪常规；肝肾功能、电解质；凝血功能；胸部X线片、心电图 □根据病情：头颅、四肢等部位X线检查；超声心动图、血气分析和肺功能 □急诊创面清创，外用生长因子类促进创面愈合药物后，覆盖凡士林油纱、不粘敷料、磺胺嘧啶银霜剂、含银敷料、含银软膏和异体异种皮等敷料 □对症降温及止痛（根据病情需要），基础疾病治疗	临时医嘱： □根据会诊科室要求安排检查和化验单 □对症降温及止痛（根据病情需要），基础疾病治疗 □创面换药，外用生长因子类促进创面愈合药物后，覆盖凡士林油纱、不粘敷料、磺胺嘧啶银霜剂、含银敷料、含银软膏和异体异种皮等敷料	临时医嘱： □创面换药，外用生长因子类促进创面愈合药物后，覆盖凡士林油纱、不粘敷料、磺胺嘧啶银霜剂、含银敷料、含银软膏和异体异种皮等敷料
主要护理工作	□入院宣教 □介绍病房环境、设施设备 □入院护理评估	□观察患者病情变化并及时报告医生 □心理与生活护理	□观察患者病情变化并及时报告医生 □心理与生活护理

（续表）

时　间	住院第 1 天 （入院当天）	住院第 2～7 天	住院第 8～14 天
病情 变异 记录	□无　□有 原因： 1. 2.	□无　□有 原因： 1. 2.	□无　□有 原因： 1. 2.
护士 签名			
医师 签名			

时　间	住院第 15～28 天	住院第 28 天内 （手术日）	住院第 31 天内 （术后第 1～3 天）
主要 诊疗 工作	□上级医师查房， 进行病情评估， 确定已愈合创面 及未愈合创面情 况，进行术前讨 论，根据病情确 定手术方案 □完成术前准备 与术前评估 □完成病程记录 □向患者及家属交 代病情及围术期 注意事项，签署 手术同意书 □麻醉医师术前 访视	□手术（包括手 术安全核对） □完成手术记录 □完成术后病程 记录 □向患者及家属 交代病情及术 后注意事项 □开术后医嘱	□上级医师查房， 观察病情变化 □完成常规病历 书写 □注意观察伤口 敷料渗湿情况 □注意呼吸情况

（续表）

时　间	住院第 15～28 天	住院第 28 天内（手术日）	住院第 31 天内（术后第 1～3 天）
重点医嘱	**长期医嘱：** □烧伤护理常规 □二级护理 □饮食 □既往合并用药 **临时医嘱：** □备皮 □术前禁食禁饮（全麻时） □其他特殊医嘱	**长期医嘱：** □全麻或局麻术后护理常规 □一级护理 □禁食禁饮（全麻当日） □吸氧 □心电监护 □抗感染治疗 □注意呼吸情况 □预防应激性溃疡用药（根据病情需要） **临时医嘱：** □导尿（根据病情需要） □输液、维持水电平衡 □使用止吐、镇痛药物（根据病情需要） □其他特殊医嘱	**长期医嘱：** □烧伤护理常规 □一级护理 □普通饮食 □留置导尿管（根据病情需要） □抗生素 □预防应激性溃疡药物（根据病情需要） □注意呼吸情况 □既往合并用药 □抬高患肢，注意肢端血供（根据病情需要） **临时医嘱：** □输液、维持水电平衡 □使用止吐、止痛药物（根据病情需要） □换药（根据创面敷料渗湿情况决定换药时间及次数）
主要护理工作	□术用准备，术前宣教（提醒患者术前禁食禁饮） □沐浴、剪指甲、更衣 □心理护理	□观察患者病情变化 □术后生活护理 □术后疼痛护理 □定时巡视病房	□观察患者病情变化 □术后生活护理 □术后心理护理 □术后疼痛护理 □术后定期翻身侧卧

（续表）

时　间	住院第 15～28 天	住院第 28 天内（手术日）	住院第 31 天内（术后第 1～3 天）
病情变异记录	□无　□有 原因： 1. 2.	□无　□有 原因： 1. 2.	□无　□有 原因： 1. 2.
护士签名			
医师签名			

时　间	住院第 34 天内（术后第 4～6 天）	住院第 42 天内（术后第 7～14 天）
主要诊疗工作	□上级医师查房，观察病情变化 □完成常规病历书写 □注意观察伤口敷料渗湿情况	□上级医师查房，观察创面植皮存活及愈合情况，确定有无并发症和伤口愈合不良情况，明确是否出院 □完成出院志、病案首页、出院诊断证明书等所有病历资料 □向患者交代出院后注意事项，指导其进行功能锻炼，交代复诊的时间、地点等
重点医嘱	长期医嘱： □烧伤护理常规 □二级护理 □饮食 □既往合并用药 □停用抗生素（根据病情需要）	长期医嘱： □烧伤护理常规 □二级护理 □饮食

（续表）

时　间	住院第 34 天内 （术后第 4～6 天）	住院第 42 天内 （术后第 7～14 天）
重点 医嘱	□其他辅助用促进创面愈 　合，营养支持药物（根 　据病情需要） □停长期静脉用药 □抬高患肢，注意肢端血 　供（根据病情需要） 临时医嘱： □换药（根据创面敷料渗 　湿情况决定换药时间及 　次数）	临时医嘱： □保护已愈合创面，必要时创 　面换药 出院医嘱： □保护已愈合创面，避免日晒 □2 周后门诊首次复查，指导抗 　瘢痕治疗和功能锻炼 □门诊定期随诊，如有不适， 　随时来诊
主要 护理 工作	□观察患者病情变化 □术后生活护理 □术后心理护理 □术后定期翻身侧卧	□指导患者办理出院手续 □出院宣教
病情 变异 记录	□无　□有 原因： 1. 2.	□无　□有 原因： 1. 2.
护士 签名		
医师 签名		

第9章

轻度吸入性损伤临床路径

一、轻度吸入性损伤临床路径标准住院流程

【适用对象】

第一诊断为吸入性损伤（呼吸道烧伤）（ICD-10：T27.300）。

【诊断依据】

根据《临床诊疗指南·烧伤外科学分册》（中华医学会编著，人民卫生出版社）、《吸入性损伤临床诊疗全国专家共识（2018版）》（中国老年医学学会烧创伤分会，《中华烧伤杂志》）。

1. 有密闭空间内发生的烧伤病史。

2. 体检有明确体征，表现为面颈和前胸部烧伤尤其口鼻周围深度烧伤者，鼻毛烧焦、口唇肿胀、口腔或口咽部红肿有水疱或黏膜发白者，刺激性咳嗽、口腔有炭末者，声音嘶哑、吞咽困难或疼痛者，呼吸困难和（或）伴哮鸣音者。

3. 以上情况无论有无影像学资料、纤维支气管镜检查结果，均应临床诊断为吸入性损伤。尤其是对老年患者、小儿患者和烟雾暴露时间较长的患者。

4. 经纤维支气管镜检查或临床诊断明确病变部位为声门以上，包括鼻、咽和声门的损伤。

【治疗方案的选择及依据】

根据《临床诊疗指南·烧伤外科学分册》（中华医学会编著，人民卫生出版社）、《吸入性损伤临床诊疗全国专家共识（2018版）》（中国老年医学学会烧创伤分会，《中华烧伤杂志》）。

1. 气道管理，保持气道通畅，防治气道梗阻。

2. 科学合理实施雾化吸入治疗。

3. 建议氧疗，必要时可采取经鼻高流量氧疗。

4. 抗感染治疗。

5. 积极、适量的营养治疗策略。

6. 警惕一氧化碳中毒。

【标准住院日】

7～14 天。

【进入路径标准】

1. 第一诊断必须符合吸入性损伤（呼吸道烧伤）（ICD-10：T27.300）。

2. 经临床诊断（包括胸部 X 线、血气分析检查结果呈阴性等）或经纤维支气管镜检查明确为声门以上，包括鼻、咽和声门的损伤。

3. 合并其他部位≤ 5% 浅度烧伤。

4. 当患者同时具有其他疾病诊断，但在住院期间不需要特殊处理也不影响第一诊断的临床路径流程实施时，可以进入路径。

【入院后完善各项检查】（1～3天）

1. 必需的检查项目

(1) 血常规、尿常规、粪常规。

(2) 肝肾功能、电解质。

(3) 凝血功能。

(4) 感染性疾病筛查（乙肝、丙肝、获得性免疫缺陷综合征、梅毒等）。

(5) 胸部 X 线片或肺部 CT 及心电图。

2. 根据患者病情可选择项目

(1) 超声心动图、血气分析和肺功能（高龄或既往有心、肺病史者）。

(2) C 反应蛋白、降钙素原、BNP。

(3) 纤维支气管镜检查。

(4) 有相关疾病者必要时请相关科室会诊。

【全身用药】

1. 对症支持治疗，包括抗感染、退热、止痛、促消化、预防应激性溃疡、营养支持等。

2. 辅助用药，包括破伤风抗毒素、全身促进创面愈合药物。

【吸入性损伤治疗】（伤后第 14 天内）

1. 保持气道通畅，体位（引流）是保持气道通畅、预防气道梗阻的重要方法。对于有头面颈部烧伤患者，无论有无吸入性损伤可能，尽可能采取半卧位（30°～45°）或坐位、颈部后仰体位。鼓励患者早期咳嗽，必要时辅以人工排痰技术。早期（一般在伤后 96 小时内）未行气管切开 / 气管插管患者不建议翻身或者俯卧位。

2. 雾化吸入治疗，减轻呼吸道局部炎症反应、支气管扩张、抗感染、降低痰液黏滞性、促进纤毛活动等。常用于吸入性损伤的雾化吸入治疗药物分为吸入性糖皮质激素（布地奈德等）、支气管舒张药（选择性 β 受体激动药特布他林和胆碱受体拮抗药异丙托溴铵）、抗菌药物（目前我国尚无雾化吸入的抗菌药物剂型，不应将静脉制剂用于雾化）、祛痰药（N- 乙酰半胱氨酸等，目前国内无氨溴索雾化剂型）。

3. 建议氧疗，必要时可以采取经鼻高流量氧疗，不建议行无创正压通气治疗。

4. 有条件情况下，定期行纤维支气管检查和治疗，及时做出伤情评估，必要时行支气管灌洗检查。

5. 一氧化碳中毒的治疗为临床怀疑或者确诊有一氧化碳中毒者，建议早期给予高流量氧疗，至少 6 小时，必要时可行高压氧治疗。

【出院标准】

1. 一般情况良好，神志清楚，生命体征平稳，体温正常，常规化验指标无明显异常。

2. 呼吸通畅，无明显咳嗽、咳痰，末梢氧合好，有条件情况下经纤维支气管镜检查确认。

3. 没有需要住院处理的并发症和（或）合并症。

【变异及原因分析】

1. 呼吸困难逐渐加重，行气管切开术。

2. 肺部损伤进展，严重时演变成 ARDS，导致病情加重，造成住院日延长和费用增加。

3. 患者出现其他一个或多个器官障碍，导致病情加重，造成住院日延长和费用增加。

4. 患者全身情况较差、营养不良，导致愈合延迟，造成住院日延长和费用增加。

5. 原伴随疾病控制不佳，需请相关科室会诊，进一步诊治。

6. 住院后出现其他内、外科疾病需进一步明确诊断，可进入其他路径。

二、轻度吸入性损伤临床路径表单

适用对象：第一诊断为吸入性损伤（呼吸道烧伤）（ICD-10：T27.300）。

患者姓名：_____　性别：____　年龄：____　门诊号：____　住院号：____

住院日期：＿＿＿年＿月＿日　出院日期：＿＿＿年＿月＿日

标准住院日：7～14 天

时　间	住院第 1 天（入院当天）	住院第 2～3 天
主要 诊疗 工作	☐ 询问病史及体格检查 ☐ 上级医师查房 ☐ 初步诊断和治疗方案 ☐ 住院医师完成住院病历、 　首次病程等病历书写 ☐ 完善相关检查	☐ 上级医师查房 ☐ 继续完成化验检查 ☐ 完成必要的相关科室会诊 ☐ 完成病程记录，主任查房
重点 医嘱	**长期医嘱：** ☐ 烧伤护理常规 ☐ 一级护理 ☐ 观察呼吸情况 ☐ 床边备气管插管和环甲膜 　穿刺针 ☐ 鼓励患者早期咳嗽，必要 　时辅以人工排痰 ☐ 吸氧 ☐ 饮食 ☐ 雾化吸入（激素、支气管 　舒张药、祛痰药等） ☐ 全身抗感染治疗 ☐ 其他辅助用促进创面愈合，营 　养支持药物（根据病情需要） ☐ 既往合并用药 **临时医嘱：** ☐ 血、尿、粪常规；肝肾功能、 　电解质；凝血功能；胸部 X 　线片、肺部 CT、心电图 ☐ 根据病情：纤维支气管镜、 　头颅、四肢等部位 X 线或 　CT 检查；超声心动图、血 　气分析和肺功能	**长期医嘱：** ☐ 烧伤护理常规 ☐ 一级护理 ☐ 观察呼吸情况 ☐ 床边备气管插管和环甲膜 　穿刺针 ☐ 鼓励患者咳嗽，必要时辅 　以人工排痰 ☐ 吸氧 ☐ 饮食 ☐ 雾化吸入（激素、支气管 　舒张药、祛痰药等） ☐ 全身抗感染治疗 ☐ 其他辅助用促进创面愈 　合，营养支持药物（根据 　病情需要） ☐ 既往合并用药 **临时医嘱：** ☐ 根据会诊科室要求安排检 　查和化验单 ☐ 对症降温及止痛（根据病 　情需要），基础疾病治疗 ☐ 必要时行支气管灌洗检查

（续表）

时　间	住院第 1 天（入院当天）	住院第 2～3 天
重点医嘱	□对症降温及止痛（根据病情需要），基础疾病治疗	
主要护理工作	□入院宣教 □介绍病房环境、设施设备 □入院护理评估	□观察患者病情变化并及时报告医生 □心理与生活护理
病情变异记录	□无　□有 原因： 1. 2.	□无　□有 原因： 1. 2.
护士签名		
医师签名		

时　间	住院第 4～6 天	住院第 7～14 天
主要诊疗工作	□上级医师查房 □完成病程记录 □创面换药 □观察呼吸及咳嗽咳痰情况	□上级医师查房，进行病情评估，确定有无并发症，明确是否出院 □完成出院志、病案首页、出院诊断证明书等所有病历资料 □向患者交代出院后注意事项，指导其进行功能锻炼，交代复诊的时间、地点等
重点医嘱	长期医嘱： □烧伤护理常规 □二级护理 □观察呼吸情况	长期医嘱： □烧伤护理常规 □二级护理 □饮食

（续表）

时　间	住院第4～6天	住院第7～14天
重点 医嘱	□鼓励患者咳嗽，必要 　时辅以人工排痰 □吸氧 □饮食 □雾化吸入（激素、支 　气管舒张药、祛痰药） □全身抗感染治疗 □其他辅助用促进创面 　愈合，营养支持药物 　（根据病情需要） **临时医嘱：** □对症降温及止痛（根 　据病情需要），基础疾 　病治疗 □必要时行支气管灌洗 　检查	**临时医嘱：** □对症降温及止痛（根据病情需 　要），基础疾病治疗 **出院医嘱：** □鼓励咳嗽咳痰，加强肺功能锻 　炼 □2周后门诊首次复查，指导功能 　锻炼 □门诊定期随诊，如有不适，随 　时来诊
主要 护理 工作	□观察患者病情变化并 　及时报告医生 □心理与生活护理	□指导患者办理出院手续 □出院宣教
病情 变异 记录	□无　□有 原因： 1. 2.	□无　□有 原因： 1. 2.
护士 签名		
医师 签名		

第 10 章

中度吸入性损伤临床路径

一、中度吸入性损伤临床路径标准住院流程

【适用对象】

第一诊断为吸入性损伤（呼吸道烧伤）（ICD-10：T27.300）。

【诊断依据】

根据《临床诊疗指南·烧伤外科学分册》（中华医学会编著，人民卫生出版社）、《吸入性损伤临床诊疗全国专家共识（2018 版）》（中国老年医学学会烧创伤分会，《中华烧伤杂志》）。

1. 有密闭空间内发生的烧伤病史。

2. 体检有明确体征，表现为面颈和前胸部烧伤尤其口鼻周围深度烧伤者，鼻毛烧焦、口唇肿胀、口腔或口咽部红肿有水疱或黏膜发白者，刺激性咳嗽、口腔有炭末者，声音嘶哑、吞咽困难或疼痛者，呼吸困难和（或）伴哮鸣音者。

3.以上情况无论有无影像学资料、纤维支气管镜检查结果，均应临床诊断为吸入性损伤。尤其是对老年患者、小儿患者和烟雾暴露时间较长的患者。

4.经临床诊断（包括胸部 X 线、CT 示气管狭窄、肺水肿不明显，血气分析无明显低氧血症等）或经纤维支气管镜检查或临床诊断明确病变部位为气管隆嵴以上，包括咽喉和气管的损伤。

【治疗方案的选择及依据】

根据《临床诊疗指南·烧伤外科学分册》（中华医学会编著，人民卫生出版社）、《吸入性损伤临床诊疗全国专家共识（2018 版）》（中国老年医学学会烧创伤分会，《中华烧伤杂志》）。

1.气道管理，保持气道通畅，防治气道梗阻。

2.科学合理实施雾化吸入治疗。

3.建议氧疗，必要时可采取经鼻高流量氧疗。经高浓度吸氧或 HFNC 仍不能改善低氧血症或者呼吸做功明显增加时，应尽快行有创机械通气。

4.抗感染治疗。

5.积极、适量的营养治疗策略。

6.镇静。

7.液体管理和血流动力学监测。

8.警惕一氧化碳中毒。

【标准住院日】

14～21 天。

【进入路径标准】

1. 第一诊断必须符合吸入性损伤（呼吸道烧伤）(ICD–10：T27.300)。

2. 经纤维支气管镜检查明确为气管隆嵴以上，包括咽喉和气管的损伤。

3. 合并其他部位≤5% 浅度烧伤。

4. 当患者同时具有其他疾病诊断，但在住院期间不需要特殊处理也不影响第一诊断的临床路径流程实施时，可以进入路径。

【入院后完善各项检查】(1~3天)

1. 必需的检查项目

(1) 血常规、尿常规、粪常规。

(2) 肝肾功能、电解质。

(3) 凝血功能。

(4) 感染性疾病筛查（乙肝、丙肝、获得性免疫缺陷综合征、梅毒等）。

(5) 胸部 X 线片、肺部 CT 及心电图。

2. 根据患者病情可选择项目

(1) 超声心动图、血气分析和肺功能（高龄或既往有心、肺病史者）。

(2) C 反应蛋白、降钙素原、BNP。

(3) 纤维支气管镜检查。

(4) 有相关疾病者必要时请相关科室会诊。

【全身用药】

1. 对症支持治疗，包括抗感染、退热、止痛、促消化、预防应激性溃疡、营养支持等。

2. 辅助用药，包括破伤风抗毒素、全身促进创面愈合药物。

【吸入性损伤治疗】（伤后第 14～21 天）

1. 保持气道通畅，体位（引流）是保持气道通畅，预防气道梗阻的重要方法。对于有头面颈部烧伤患者，无论有无吸入性损伤可能，尽可能采取半卧位（30°～45°）或坐位、颈部后仰体位。鼓励患者早期咳嗽，必要时辅以人工排痰技术。早期（一般在伤后 96 小时内）未行气管切开 / 气管插管患者不建议翻身或者俯卧位。

2. 以下情况应考虑预防性建立人工气道（气管插管术或气管切开术），包括主诉胸闷气逼咳嗽显著，呼吸明显增快，声音嘶哑加重，痰中炭末较多，颈胸部环形焦痂，胸腹部外伤及合并颅脑外伤、脊髓损伤、既往有肺部严重基础疾病患者应早期预防性建立人工气道。对于肥胖患者、高度怀疑困难气道患者、小儿患者和有肺动脉高压及慢性心房颤动等基础疾病患者应早期预防性建立人工气道。

3. 雾化吸入治疗，减轻呼吸道局部炎症反应、支气管扩张、抗感染、降低痰液黏滞性、促进纤毛活动等。常用于吸入性损伤的雾化吸入治疗药物分为吸入性糖皮质激素（布地奈德等）、支气管舒张药（选择性 β 受体激动药特布他林和胆碱受体拮抗药异丙托溴铵）、抗菌药物（目前我国尚无雾化吸入的抗菌药物剂型，不应将静脉制剂用于雾化）、祛痰药（N–乙酰半胱氨酸等，目前国内无氨溴索雾化剂型）。

4. 建议氧疗，必要时可以采取经鼻高流量氧疗，不建议行无创正压通气治疗。经高浓度吸氧或 HFNC 仍不能改善低氧血症或者呼吸做功明显增加时，应尽快行有创机械通气。

5. 有条件情况下，定期行纤维支气管镜检查和治疗，及时做出伤情评估，必要时行支气管灌洗检查。

6. 镇静，对行机械通气的吸入性损伤患者，应制定个体化镇静方案（镇静目标和评估）。

7. 液体管理和血流动力学监测。

8. 一氧化碳中毒的治疗为临床怀疑或者确诊有一氧化碳中毒者，建议早期给予高流量氧疗，至少 6 小时，必要时可行高压氧治疗。

【出院标准】

1. 一般情况良好，神志清楚，生命体征平稳，体温正常，常规化验指标无明显异常。

2. 呼吸通畅，无明显咳嗽、咳痰，末梢氧合好，有条件情况下经纤维支气管镜检查确认。

3. 没有需要住院处理的并发症和（或）合并症。

【变异及原因分析】

1. 肺部损伤进展，严重时演变成 ARDS，导致病情加重，造成住院日延长和费用增加。

2. 患者出现其他一个或多个器官障碍，导致病情加重，造成住院日延长和费用增加。

3. 患者全身情况较差、营养不良，导致愈合延迟，造成住院日延长和费用增加。

4. 原伴随疾病控制不佳，需请相关科室会诊，进一步诊治。

5. 住院后出现其他内、外科疾病需进一步明确诊断，可进入其他路径。

二、中度吸入性损伤临床路径表单

适用对象：第一诊断为吸入性损伤（呼吸道烧伤）（ICD-10：T27.300）。

患者姓名：_____ 性别：____ 年龄：____ 门诊号：____ 住院号：____

住院日期：_____年__月__日 出院日期：_____年__月__日

标准住院日：14～21 天

时 间	住院第 1 天（入院当天）	住院第 2～3 天
主要诊疗工作	□ 询问病史及体格检查 □ 上级医师查房 □ 初步诊断和治疗方案 □ 住院医师完成住院病历、首次病程等病历书写 □ 完善相关检查	□ 上级医师查房 □ 继续完成化验检查 □ 完成必要的相关科室会诊 □ 完成病程记录，主任查房
重点医嘱	**长期医嘱：** □ 烧伤护理常规 □ 一级护理 □ 密切观察呼吸情况	**长期医嘱：** □ 烧伤护理常规 □ 一级护理 □ 密切观察呼吸情况

（续表）

时　间	住院第1天（入院当天）	住院第2～3天
重点 医嘱	□床边备气管切开包和气管插管 □必要时行预防性气管切开术 □鼓励患者早期咳嗽，必要时辅以人工排痰 □吸氧，必要时经鼻高流量氧疗，或机械通气 □镇静（机械通气时） □饮食 □雾化吸入（激素、支气管舒张药、祛痰药等） □全身抗感染治疗 □其他辅助用促进创面愈合，营养支持药物(根据病情需要) □既往合并用药 **临时医嘱：** □血、尿、粪常规；肝肾功能、电解质；凝血功能；胸部X线片、肺部CT、心电图 □根据病情：纤维支气管镜、头颅、四肢等部位X线或CT检查；超声心动图、血气分析和肺功能 □对症降温及止痛（根据病情需要），基础疾病治疗	□床边备气管切开包和气管插管 □必要时行预防性气管切开术 □鼓励患者早期咳嗽，必要时辅以人工排痰 □吸氧，必要时经鼻高流量氧疗，或机械通气 □镇静（机械通气时） □饮食 □雾化吸入（激素、支气管舒张药、祛痰药等） □全身抗感染治疗 □其他辅助用促进创面愈合，营养支持药物（根据病情需要） □既往合并用药 **临时医嘱：** □根据会诊科室要求安排检查和化验单 □对症降温及止痛（根据病情需要），基础疾病治疗 □必要时定期行支气管灌洗检查
主要 护理 工作	□入院宣教 □介绍病房环境、设施设备 □入院护理评估	□观察患者病情变化并及时报告医生 □心理与生活护理

（续表）

时　间	住院第1天（入院当天）	住院第2～3天
病情 变异 记录	□无　□有 原因： 1. 2.	□无　□有 原因： 1. 2.
护士 签名		
医师 签名		

时　间	住院第4～6天	住院第7～14天	住院第14～21天
主要 诊疗 工作	□上级医师查房 □继续完成化验检查 □完成必要的相关科室会诊 □完成病程记录，主任查房	□上级医师查房 □完成病程记录 □创面换药 □观察呼吸及咳嗽咳痰情况	□上级医师查房，进行病情评估，确定有无并发症，明确是否出院 □完成出院志、病案首页、出院诊断证明书等所有病历资料 □向患者交代出院后注意事项，指导其进行功能锻炼，交代复诊的时间、地点等
重点 医嘱	长期医嘱： □烧伤护理常规 □一级护理 □密切观察呼吸情况	长期医嘱： □烧伤护理常规 □二级护理 □观察呼吸情况	长期医嘱： □烧伤护理常规 □二级护理 □饮食

（续表）

时　间	住院第 4～6 天	住院第 7～14 天	住院第 14～21 天
重点医嘱	□鼓励患者早期咳嗽，必要时辅以人工排痰 □吸氧，必要时经鼻高流量氧疗，或机械通气 □镇静(机械通气时) □饮食 □雾化吸入(激素、支气管舒张药、祛痰药等) □全身抗感染治疗 □其他辅助用促进创面愈合，营养支持药物（根据病情需要） □既往合并用药 **临时医嘱:** □对症降温及止痛（根据病情需要），基础疾病治疗 □必要时定期行支气管灌洗检查	□鼓励患者咳嗽，必要时辅以人工排痰 □吸氧，必要时经鼻高流量氧疗，或机械通气 □镇静(机械通气时) □饮食 □雾化吸入(激素、支气管舒张药、祛痰药等) □全身抗感染治疗 □其他辅助用促进创面愈合，营养支持药物（根据病情需要） **临时医嘱:** □对症降温及止痛（根据病情需要），基础疾病治疗 □必要时行支气管灌洗检查 □必要时，视病情情况逐步停止机械通气，拔除气切套管	**临时医嘱:** □对症降温及止痛（根据病情需要），基础疾病治疗 **出院医嘱:** □鼓励咳嗽咳痰，加强肺功能锻炼 □2周后门诊首次复查，指导功能锻炼 □门诊定期随诊，如有不适，随时来诊
主要护理工作	□观察患者病情变化并及时报告医生 □心理与生活护理	□观察患者病情变化并及时报告医生 □心理与生活护理	□指导患者办理出院手续 □出院宣教

（续表）

时　间	住院第 4～6 天	住院第 7～14 天	住院第 14～21 天
病情变异记录	□无　□有 原因： 1. 2.	□无　□有 原因： 1. 2.	□无　□有 原因： 1. 2.
护士签名			
医师签名			

第11章

重度吸入性损伤临床路径

一、重度吸入性损伤临床路径标准住院流程

【适用对象】

第一诊断为吸入性损伤（呼吸道烧伤）（ICD-10：T27.300）。

【诊断依据】

根据《临床诊疗指南·烧伤外科学分册》（中华医学会编著，人民卫生出版社）、《吸入性损伤临床诊疗全国专家共识（2018版）》（中国老年医学学会烧创伤分会，《中华烧伤杂志》）。

1. 有密闭空间内发生的烧伤病史。

2. 体检有明确体征，表现为面颈和前胸部烧伤尤其口鼻周围深度烧伤者，鼻毛烧焦、口唇肿胀、口腔或口咽部红肿有水疱或黏膜发白者，刺激性咳嗽、口腔有炭末者，声音嘶哑、吞咽困难或疼痛者，呼吸困难和（或）伴哮鸣音者。

3.以上情况无论有无影像学资料、纤维支气管镜检查结果，均应临床诊断为吸入性损伤。尤其是对老年患者、小儿患者和烟雾暴露时间较长的患者。

4.必要时，经纤维支气管镜检查或临床诊断明确病变部位为支气管隆突及以下部位，包括支气管及肺实质的损伤。

【治疗方案的选择及依据】

根据《临床诊疗指南·烧伤外科学分册》（中华医学会编著，人民卫生出版社）、《吸入性损伤临床诊疗全国专家共识（2018版）》（中国老年医学学会烧创伤分会，《中华烧伤杂志》）。

1.气道管理，保持气道通畅，防治气道梗阻，包括预防性气管切开。

2.科学合理实施雾化吸入治疗。

3.建议氧疗，必要时可采取经鼻高流量氧疗。经高浓度吸氧或HFNC仍不能改善低氧血症或者呼吸做功明显增加时，应尽快行有创机械通气。

4.抗感染治疗。

5.积极、适量的营养治疗策略。

6.镇静。

7.液体管理和血流动力学监测。

8.警惕一氧化碳中毒。

【标准住院日】

21～28天。

【进入路径标准】

1.第一诊断必须符合吸入性损伤（呼吸道烧伤）（ICD–10：T27.300）。

2.经纤维支气管镜检查明确为支气管以下部位，包括支气管及肺实质的损伤。

3.合并其他部位≤5%浅度烧伤。

4.当患者同时具有其他疾病诊断，但在住院期间不需要特殊处理也不影响第一诊断的临床路径流程实施时，可以进入路径。

【入院后完善各项检查】（1～3天）

1.必需的检查项目

(1) 血常规、尿常规、粪常规。

(2) 肝肾功能、电解质。

(3) 凝血功能。

(4) 感染性疾病筛查（乙肝、丙肝、获得性免疫缺陷综合征、梅毒等）。

(5) 胸部 X 线片、肺部 CT 及心电图。

2.根据患者病情可选择项目

(1) 超声心动图、血气分析和肺功能（高龄或既往有心、肺病史者）。

(2) C 反应蛋白、降钙素原、BNP。

(3) 纤维支气管镜检查。

(4) 有相关疾病者必要时请相关科室会诊。

【全身用药】

1. 对症支持治疗，包括抗感染、退热、止痛、促消化、预防应激性溃疡、营养支持等。

2. 辅助用药，包括破伤风抗毒素、全身促进创面愈合药物。

【吸入性损伤治疗】（伤后第 21～28 天）

1. 保持气道通畅，体位（引流）是保持气道通畅，预防气道梗阻的重要方法。对于有头面颈部烧伤患者，无论有无吸入性损伤可能，尽可能采取半卧位（30°～45°）或坐位、颈部后仰体位。鼓励患者早期咳嗽，必要时辅以人工排痰技术。早期（一般在伤后96 小时内）未行气管切开/气管插管患者不建议翻身或者俯卧位。

2. 以下情况应考虑预防性建立人工气道（气管插管术或气管切开术），包括主诉胸闷、憋气、咳嗽显著，呼吸明显增快，声音嘶哑加重，痰中炭末较多，颈胸部环形焦痂，胸腹部外伤及合并颅脑外伤、脊髓损伤、既往有肺部严重基础疾病患者应早期预防性建立人工气道。对于肥胖患者、高疑困难气道患者、小儿患者和有肺动脉高压及慢性心房颤动等基础疾病患者应早期预防性建立人工气道。

3. 雾化吸入治疗，减轻呼吸道局部炎症反应、支气管扩张、抗感染、降低痰液黏滞性、促进纤毛活动等。常用于吸入性损伤的雾化吸入治疗药物分为吸入性糖皮质激素（布地奈德等）、支气管舒张药（选择性β受体激动药特布他林和胆碱受体拮抗药异丙托溴铵）、抗菌药物（目前我国尚无雾化吸入的抗菌药物剂型，不应将静脉制剂用于雾化）、祛痰药（N- 乙酰半胱氨酸等，目前国内无氨溴索雾化剂型）。

4.建议氧疗，必要时可以采取经鼻高流量氧疗，不建议行无创正压通气治疗。经高浓度吸氧或 HFNC 仍不能改善低氧血症或者呼吸做功明显增加时，应尽快行有创机械通气。

5.定期行纤维支气管检查和治疗，及时做出伤情评估，必要时行支气管灌洗检查。

6.镇静，对行机械通气的吸入性损伤患者，应制定个体化镇静方案（镇静目标和评估）。

7.液体管理和血流动力学监测。

8.一氧化碳中毒的治疗为临床怀疑或者确诊有一氧化碳中毒者，建议早期给予高流量氧疗，至少 6h，必要时可行高压氧治疗。

【出院标准】

1.一般情况良好，生命体征平稳，体温正常，常规化验指标无明显异常。

2.呼吸通畅，无明显咳嗽、咳痰，末梢氧合好，有条件情况下经纤维支气管镜检查确认。

3.没有需要住院处理的并发症和（或）合并症。

【变异及原因分析】

1.肺部损伤进展，严重时演变成 ARDS，导致病情加重，造成住院日延长和费用增加。

2.患者出现其他一个或多个器官障碍，导致病情加重，造成住院日延长和费用增加。

3.患者全身情况较差、营养不良，导致愈合延迟，造成住院日延长和费用增加。

4.原伴随疾病控制不佳，需请相关科室会诊，进一步诊治。

5.住院后出现其他内、外科疾病需进一步明确诊断，可进入其他路径。

二、重度吸入性损伤临床路径表单

适用对象：第一诊断为吸入性损伤（呼吸道烧伤）（ICD-10：T27.300）。

患者姓名：_____ 性别：____ 年龄：____ 门诊号：____ 住院号：____

住院日期：_____年__月__日 出院日期：_____年__月__日

标准住院日：21～28天

时　间	住院第 1 天（入院当天）	住院第 2～3 天
主要诊疗工作	□ 询问病史及体格检查 □ 上级医师查房 □ 初步诊断和治疗方案 □ 住院医师完成住院病历、首次病程等病历书写 □ 完善相关检查	□ 上级医师查房 □ 继续完成化验检查 □ 完成必要的相关科室会诊 □ 完成病程记录，主任查房
重点医嘱	长期医嘱： □ 烧伤护理常规 □ 一级护理 □ 密切观察呼吸情况 □ 床边备气管切开包和气管插管	长期医嘱： □ 烧伤护理常规 □ 一级护理 □ 密切观察呼吸情况 □ 床边备气管切开包和气管插管

（续表）

时　间	住院第1天（入院当天）	住院第2～3天
重点医嘱	□必要时行预防性气管切开术 □吸氧，必要时经鼻高流量氧疗，或机械通气 □镇静（机械通气时） □饮食 □雾化吸入（激素、支气管舒张药、祛痰药等） □全身抗感染治疗 □其他辅助用促进创面愈合，营养支持药物（根据病情需要） □既往合并用药 临时医嘱： □血、尿、粪常规；肝肾功能、电解质；凝血功能；胸部X线片、肺部CT、心电图 □根据病情：纤维支气管镜、头颅、四肢等部位X线或CT检查；超声心动图、血气分析和肺功能 □对症降温及止痛（根据病情需要），基础疾病治疗	□必要时行预防性气管切开术 □吸氧，必要时经鼻高流量氧疗，或机械通气 □镇静（机械通气时） □饮食 □雾化吸入（激素、支气管舒张药、祛痰药等） □全身抗感染治疗 □其他辅助用促进创面愈合，营养支持药物（根据病情需要） □既往合并用药 临时医嘱： □根据会诊科室要求安排检查和化验单 □对症降温及止痛（根据病情需要），基础疾病治疗 □必要时定期行支气管灌洗检查
主要护理工作	□入院宣教 □介绍病房环境、设施设备 □入院护理评估	□观察患者病情变化并及时报告医生 □心理与生活护理
病情变异记录	□无　□有 原因： 1. 2.	□无　□有 原因： 1. 2.

（续表）

时　间	住院第1天（入院当天）	住院第2～3天
护士 签名		
医师 签名		

时　间	住院第4～6天	住院第7～14天
主要 诊疗 工作	□上级医师查房 □继续完成化验检查 □完成必要的相关科室会诊 □完成病程记录，主任查房	□上级医师查房 □继续完成化验检查 □完成必要的相关科室会诊 □完成病程记录，主任查房
重点 医嘱	长期医嘱： □烧伤护理常规 □一级护理 □密切观察呼吸情况 □吸氧，必要时经鼻高流量氧疗，或机械通气 □镇静（机械通气时） □饮食 □雾化吸入（激素、支气管舒张药、祛痰药等） □全身抗感染治疗 □其他辅助用促进创面愈合，营养支持药物（根据病情需要） □既往合并用药 临时医嘱： □对症降温及止痛（根据病情需要），基础疾病治疗 □必要时定期行支气管灌洗检查	长期医嘱： □烧伤护理常规 □一级护理 □密切观察呼吸情况 □吸氧，必要时经鼻高流量氧疗，或机械通气 □镇静（机械通气时） □饮食 □雾化吸入（激素、支气管舒张药、祛痰药等） □全身抗感染治疗 □其他辅助用促进创面愈合，营养支持药物（根据病情需要） □既往合并用药 临时医嘱： □对症降温及止痛（根据病情需要），基础疾病治疗 □必要时定期行支气管灌洗检查

（续表）

时　间	住院第 4～6 天	住院第 7～14 天
主要护理工作	□ 观察患者病情变化并及时报告医生 □ 心理与生活护理	□ 观察患者病情变化并及时报告医生 □ 心理与生活护理
病情变异记录	□无　□有 原因： 1. 2.	□无　□有 原因： 1. 2.
护士签名		
医师签名		

时　间	住院第 14～21 天	住院第 21～28 天
主要诊疗工作	□ 上级医师查房 □ 完成病程记录 □ 创面换药 □ 观察呼吸及咳嗽咳痰情况	□ 上级医师查房，进行病情评估，确定有无并发症，明确是否出院 □ 完成出院志、病案首页、出院诊断证明书等所有病历资料 □ 向患者交代出院后注意事项，指导其进行功能锻炼，交代复诊的时间、地点等
重点医嘱	长期医嘱： □ 烧伤护理常规 □ 二级护理 □ 观察呼吸情况 □ 鼓励患者咳嗽，必要时辅以人工排痰	长期医嘱： □ 烧伤护理常规 □ 二级护理 □ 饮食

（续表）

时　间	住院第 14～21 天	住院第 21～28 天
重点医嘱	□吸氧，必要时经鼻高流量氧疗，或机械通气 □饮食 □雾化吸入（激素、支气管舒张药、祛痰药） □全身抗感染治疗 □其他辅助用促进创面愈合，营养支持药物（根据病情需要） **临时医嘱：** □对症降温及止痛（根据病情需要），基础疾病治疗 □必要时行支气管灌洗检查 □必要时，视病情情况逐步停止机械通气，拔除气切套管	**临时医嘱：** □对症降温及止痛（根据病情需要），基础疾病治疗 **出院医嘱：** □鼓励咳嗽咳痰，加强肺功能锻炼 □2 周后门诊首次复查，指导功能锻炼 □门诊定期随诊，如有不适，随时来诊
主要护理工作	□观察患者病情变化并及时报告医生 □心理与生活护理	□指导患者办理出院手续 □出院宣教
病情变异记录	□无　□有 原因： 1. 2.	□无　□有 原因： 1. 2.
护士签名		
医师签名		

第 12 章

中度电烧伤需手术修复临床路径

一、中度电烧伤需手术临床路径标准住院流程

【适用对象】

第一诊断为电烧伤（总面积 10%～29% 或 Ⅲ 度烧伤面积小于9%，ICD-10：T29.200、T29.300、W87.991）。

【诊断依据】

根据《临床诊疗指南·烧伤外科学分册》（中华医学会编著，人民卫生出版社）。

1. 有明确的电烧伤的病史。

2. 体检有明确体征，表现为有明确的"入口"和"出口"，创面呈焦痂样、质地较硬、痛觉迟钝，有深部肌肉、肌腱、神经、大血管和（或）骨质的损毁。

【治疗方案的选择及依据】

根据《临床诊疗指南·烧伤外科学分册》(中华医学会编著,人民卫生出版社)。

1. 全身治疗

(1) 评估患者一般情况,患者全身状况良好,血压无明显下降,呼吸平顺,无或轻微并发症。

(2) 液体复苏。由于电烧伤往往造成深度肌肉组织损伤,液体丢失多,同时释放大量血红蛋白和肌红蛋白,更易造成肾功能损害。补液过程中,维持尿量 50ml/h 以上,同时碱化尿液,加用甘露醇利尿。

(3) 防止感染按照《抗菌药物临床应用指导原则(2015 年版)》执行,常规使用 TAT 及抗生素,早期经验性选用抗生素药物静脉滴注,必要时根据创面培养结果调整抗生素。

2. 局部创面处理

(1) 早期处理为入院急诊行清创手术,伤后 6～8h 组织间隙大量积液,可造成室筋膜间隔内压力增大,必要时切开减压;电烧伤可能损伤血管,注意出血情况。

(2) 创面处理为浅度创面或部分小创面可通过换药保守治疗达到自行愈合,深度创面积极术前准备,创面一期扩创后旷置或封闭式负压吸引,二期手术植皮、皮瓣等手术修复。

【标准住院日】

21～28 天。

【进入路径标准】

1. 第一诊断为电烧伤（10%～29% 或 Ⅲ 度烧伤面积小于 9%）。

2. 无或轻微并发症。

3. 当患者同时具有其他疾病诊断，但在住院期间不需要特殊处理也不影响第一诊断的临床路径流程实施时，可以进入路径。

【入院后完善各项检查】（1～3 天）

1. 必需的检查项目

(1) 血常规、尿常规、粪常规。

(2) 肝肾功能、电解质、血糖。

(3) 凝血功能。

(4) 输血前普查。

(5) 胸部 X 线片或肺部 CT、心电图。

(6) 创面微生物培养及药敏。

(7) C 反应蛋白、降钙素原、BNP、肌钙蛋白、心肌酶谱。

2. 根据患者病情可选择项目

(1) 超声心动图、血气分析、血管彩超、肌电图、肺功能、脑电图、VTE 评估等。

(2) 有相关疾病者必要时请相关科室会诊。

【全身用药】

1. 抗菌药物按照《抗菌药物临床应用指导原则（2015 年版）》执行，选用头孢菌素类或半合成青霉素类、厌氧菌药物静脉滴注，必要时根据创面培养结果调整抗生素。

2. 对症支持治疗，包括补液、抗氧自由基、营养神经、预防应激性溃疡、保护心肾等脏器功能、营养支持等。

3. 辅助用药，包括破伤风抗毒素、全身促进创面愈合药物。

【手术日】（住院第 2～4 天和第 9～11 天）

1. 麻醉方式，包括气管插管全麻、阻滞麻醉、浸润麻醉。

2. 手术方式为根据病情行创面切/削痂、清创后换药，自体皮片移植术；或单纯切削痂，清创后行生物敷料覆盖，封闭式负压引流，二期自体皮片移植或皮瓣修复术。

3. 输血，视术中出血情况而定。

4. 术中用药为麻醉药物，必要时抗菌药物，术区外用药物及敷料。

【术后住院恢复】（≤术后第 14 天）

1. 选择复查的检查项目

血常规、凝血功能、电解质等根据病情选择检查项目。

2. 术后处理

(1) 抗菌药物按照《抗菌药物临床应用指导原则（2015 年版）》执行。

(2) 术后换药，皮片移植区术后 4～10 天（根据皮片厚度情况）开敷料或负压材料检视皮片存活情况，术后定期换药促进皮片定植扩展。创面换药方法为创面清洗消毒，局部外用促进创面愈合药物后，覆盖凡士林油纱、不粘敷料或其他抗菌敷料，外层用多层纱布或棉垫包扎。

(3) 术后抗瘢痕治疗及功能康复，创面愈合后尽早抗瘢痕治疗，定制弹力套、矫形器，光电治疗瘢痕，尽早指导患者进行功能锻炼。

(4) 封闭式负压引流处理，按照封闭式负压引流操作规范进行。

【出院标准】

1. 一般情况良好，生命体征平稳，体温正常，常规化验指标无明显异常。

2. 创面愈合良好或改善，皮片大部分成活，取皮区及创面大部分愈合，无感染征象，可门诊换药处理。

3. 没有需要住院处理的并发症和（或）合并症。

【变异及原因分析】

1. 创面发生感染，导致创面加深或皮片未成活，延迟愈合，造成住院日延长和费用增加。

2. 患者全身情况较差、营养不良，导致创面愈合延迟，造成住院日延长和费用增加。

3. 原伴随疾病控制不佳，需请相关科室会诊，进一步诊治。

4. 住院后出现其他内、外科疾病需进一步明确诊断，可进入其他路径。

5. 电烧伤创面存在外浅内深、"夹心样坏死"等特征，导致创面深度判断不准确，需要复杂手术操作。

二、中度电烧伤需手术临床路径表单

适用对象：第一诊断为电烧伤（有手术操作，总面积 10%～29%，或Ⅲ度烧伤面积 9% 以下）。

住院日期：_____年__月__日　　出院日期：_____年__月__日

标准住院日：21～28 天

时　间	住院第 1 天 （入院当天）	住院第 2～4 天	住院第 2～4 天 （手术日）
主要诊疗工作	□ 询问病史及体格检查 □ 上级医师查房 □ 初步诊断和治疗方案 □ 住院医师完成住院病历、首次病程等病历书写 □ 创面急诊清创 □ 签署自费药品协议书、DRG 协议书	□ 上级医师查房 □ 继续完善相关检查 □ 完成必要的相关科室会诊 □ 完成病程记录，主任查房 □ 必要时创面换药 □ 完成术前准备与术前评估，向患者及家属交代病情及围术期注意事项 □ 签署手术同意书	□ 上级医师查房，手术方案制订及执行（手术次数、修复方式、手术风险、并发症） □ 术后完成手术记录 □ 完成术后病程记录 □ 向患者及家属交代病情及术后注意事项 □ 开术后医嘱
重点医嘱	长期医嘱： □ 烧伤护理常规 □ 二级护理 □ 饮食 □ 抗生素：头孢菌素一、二代或半合成青霉素类（或根据病情和药敏试验结果调整）	长期医嘱： □ 烧伤护理常规 □ 二级护理 □ 饮食 □ 既往合并用药	长期医嘱： □ 全麻或局麻术后护理常规 □ 一级护理 □ 禁食禁饮（全麻当日） □ 吸氧 □ 心电监护 □ 抗感染治疗

（续表）

时　间	住院第1天（入院当天）	住院第2~4天	住院第2~4天（手术日）
重点医嘱	□其他辅助用促进创面愈合，保心、保肾、神经营养、支持药物（根据病情需要） □抬高患肢，注意肢端血供（根据病情需要） □既往合并用药 **临时医嘱：** □血常规、尿常规、粪常规。肝肾功能、电解质、血糖、凝血功能、输血前普查、胸部X线片或肺部CT、心电图、创面微生物培养及药物敏感试验、C反应蛋白、降钙素原、肌钙蛋白、心肌酶谱 □根据病情：头颅、四肢等部位X线检查；超声心动图、血气分析和肺功能	**临时医嘱：** □根据会诊科室要求安排检查和化验单 □备皮 □术前禁食禁饮（全麻时） □其他特殊医嘱	□注意呼吸情况 □预防应激性溃疡用药（根据病情需要） **临时医嘱：** □导尿（根据病情需要） □输液、维持水电平衡 □使用止吐、镇痛药物（根据病情需要） □其他特殊医嘱

（续表）

时　间	住院第 1 天 （入院当天）	住院第 2～4 天	住院第 2～4 天 （手术日）
重点 医嘱	□创面清创，TAT 　注射，外用生长 　因子类促进创面 　愈合药物后，覆 　盖凡士林油纱、 　不粘敷料、磺胺 　嘧啶银霜剂、含 　银敷料、含银软 　膏和异体异种皮 　等敷料 □对症降温及止痛 　（根据病情需要）， 　基础疾病治疗 □切开减张操作 　（根据病情需要）		
主要 护理 工作	□入院宣教 □介绍病房环境、 　设施设备 □入院护理评估	□术前准备，术前 　宣教（提醒患者 　术前禁食禁饮） □沐浴、剪指甲、 　更衣 □心理护理	□观察患者病情 　变化 □术后生活护理 □术后疼痛护理 □定时巡视病房
病情 变异 记录	□无　□有 原因： 1. 2.	□无　□有 原因： 1. 2.	□无　□有 原因： 1. 2.
护士 签名			
医师 签名			

时　间	住院第 5～7 天 （术后第 1～3 天）	住院第 8～10 天 （术后第 4～5 天）	住院第 11～14 天 （术后第 6～8 天）
主要 诊疗 工作	□ 上级医师查房，观察病情变化 □ 完成常规病历书写 □ 注意观察伤口敷料渗湿或负压情况 □ 注意神志及呼吸情况	□ 上级医师查房 □ 完成病程记录 □ 注意观察伤口敷料渗湿或负压情况	□ 上级医师查房，评估创面，是否创面植皮修复或再次清创 □ 必要时创面换药 □ 完成术前准备与术前评估，向患者及家属交代病情及围术期注意事项 □ 签署手术同意书
重点 医嘱	长期医嘱： □ 烧伤护理常规 □ 一级护理 □ 普通饮食 □ 留置导尿管(酌情) □ 抗生素 □ 预防心、肾、脑、应激性溃疡药物（酌情） □ 注意神志及呼吸情况 □ 既往合并用药 □ 抬高患肢，注意肢端血供（根据病情需要） 临时医嘱： □ 输液、维持水电平衡 □ 使用止吐、止痛药物（根据病情需要）	长期医嘱： □ 烧伤护理常规 □ 二级护理 □ 饮食 □ 既往合并用药 □ 其他辅助用促进创面愈合，营养支持药物（根据病情需要） □ 抬高患肢，注意肢端血运（根据病情需要） 临时医嘱： □ 换药（根据创面敷料渗湿情况决定换药时间及次数）	长期医嘱： □ 烧伤护理常规 □ 二级护理 □ 饮食 □ 既往合并用药 临时医嘱： □ 备皮(病情需要) □ 术前禁食禁饮（全麻时） □ 其他特殊医嘱

（续表）

时 间	住院第 5~7 天 （术后第 1~3 天）	住院第 8~10 天 （术后第 4~5 天）	住院第 11~14 天 （术后第 6~8 天）
重点医嘱	□换药（根据创面敷料渗湿情况决定换药时间及次数） □创面处理，外用 bFGF、EGF 等生长因子类促进创面愈合药物后，覆盖凡士林油纱、不粘敷料、磺胺嘧啶银霜剂、含银敷料、含银软膏和异体异种皮等敷料	□创面处理，外用 bFGF、EGF 等生长因子类促进创面愈合药物后，覆盖凡士林油纱、不粘敷料、磺胺嘧啶银霜剂、含银敷料、含银软膏和异体异种皮等敷料	
主要护理工作	□观察患者病情变化 □术后生活护理 □术后心理护理 □术后疼痛护理 □术后定期翻身侧卧	□观察患者病情变化 □术后生活护理 □术后心理护理 □术后定期翻身侧卧	□观察患者病情变化 □术后生活护理 □术后疼痛护理 □定时巡视病房
病情变异记录	□无 □有 原因： 1. 2.	□无 □有 原因： 1. 2.	□无 □有 原因： 1. 2.
护士签名			
医师签名			

时　间	住院第 15~17 天 （术后第 1~3 天）	住院第 18~20 天 （术后第 4~6 天）	住院第 21~28 天 （术后第 7~14 天）
主要 诊疗 工作	□上级医师查房，观察病情变化 □完成常规病历书写 □注意观察伤口敷料渗湿情况 □注意神志及呼吸情况	□上级医师查房 □完成病程记录 □注意观察伤口敷料渗湿情况	□上级医师查房，评估创面修复情况，确定有无并发症和伤口愈合不良情况，明确是否出院 □完成出院志、病案首页、出院诊断证明书等所有病历资料 □向患者交代出院后注意事项，指导其进行功能锻炼，交代复诊的时间、地点等
重点 医嘱	长期医嘱： □烧伤护理常规 □一级护理 □普通饮食 □留置导尿管（酌情） □抗生素 □预防应激性溃疡药物（酌情） □注意呼吸情况 □既往合并用药 □抬高患肢，注意肢端血供（根据病情需要） 临时医嘱： □输液、维持水电平衡	长期医嘱： □烧伤护理常规 □二级护理 □饮食 □既往合并用药 □其他辅助用促进创面愈合，营养支持药物（根据病情需要） □抬高患肢，注意肢端血供（根据病情需要） 临时医嘱： □换药（根据创面敷料渗湿情况决定换药时间及次数）	长期医嘱： □烧伤护理常规 □二级护理 □饮食 临时医嘱： □保护已愈创面，必要时创面换药 出院医嘱： □保护已愈合创面，避免日晒 □2 周后门诊首次复查，指导抗瘢痕治疗和功能锻炼 □门诊定期随诊，如有不适，随时来诊

时　间	住院第15～17天（术后第1～3天）	住院第18～20天（术后第4～6天）	住院第21～28天（术后第7～14天）
重点医嘱	□使用止吐、止痛药物（根据病情需要） □换药（根据创面敷料渗湿情况） □创面处理，外用bFGF、EGF等生长因子类促进创面愈合药物后，覆盖凡士林油纱、不粘敷料、磺胺嘧啶银霜剂、含银敷料、含银软膏和异体异种皮等敷料	□创面处理，外用bFGF、EGF等生长因子类促进创面愈合药物后，覆盖凡士林油纱、不粘敷料、磺胺嘧啶银霜剂、含银敷料、含银软膏和异体异种皮等敷料	
主要护理工作	□观察患者病情变化 □术后生活护理 □术后心理护理 □术后疼痛护理 □术后定期翻身侧卧	□观察患者病情变化 □术后生活护理 □术后心理护理 □术后定期翻身侧卧	□指导患者办理出院手续 □出院宣教
病情变异记录	□无　□有 原因： 1. 2.	□无　□有 原因： 1. 2.	□无　□有 原因： 1. 2.

（续表）

时　间	住院第 15～17 天 （术后第 1～3 天）	住院第 18～20 天 （术后第 4～6 天）	住院第 21～28 天 （术后第 7～14 天）
护士 签名			
医师 签名			

第13章

小面积碱烧伤临床路径

一、小面积碱烧伤临床路径标准住院流程

【适用对象】

第一诊断为浅度碱烧伤面积＜10%TBSA（ICD-10：T29.600、T29.700）。

【诊断依据】

根据《临床诊疗指南·烧伤外科学分册》（中华医学会编著，人民卫生出版社）、《外科学》（陈孝平、汪建平、赵继宗著，人民卫生出版社）。

1. 有碱烧伤病史。

2. 体检有明确体征，表现为创面局部红肿或呈灰褐色，可形成痂皮，痂皮较柔软，创面呈黏滑或肥皂样变化，有进行性加深的趋势，基底潮红湿润、质软、疼痛明显，拔毛坚实，创面较干

燥、分泌物较少。

【治疗方案的选择及依据】

根据《临床诊疗指南·烧伤外科学分册》(中华医学会编著,人民卫生出版社)、《外科学》(陈孝平、汪建平、赵继宗著,人民卫生出版社)。

1. 立即急诊床边清创,大量清水冲洗 30 分钟以上,必要时可用相应中和剂冲洗。

2. 创面换药治疗,根据病情使用凡士林油纱、磺胺嘧啶银霜剂、其他含银敷料及软膏、异种皮等生物敷料。

3. 外用 bFGF、EGF 等生长因子类促进创面愈合的药物。

4. 明确深度创面,完善相关术前准备,限期进行手术植皮治疗修复。

【标准住院日】

21～28 天。

【进入路径标准】

1. 第一诊断必须符合碱烧伤面积＜ 10%TBSA 且烧伤时间≤ 24h(ICD-10:T29.600、T29.700),排除头面部、会阴部等特殊部位烧伤。

2. 当患者同时具有其他疾病诊断,但在住院期间不需要特殊处理也不影响第一诊断的临床路径流程实施时,可以进入路径。

【入院后完善各项检查】(1~3 天)

1. 必需的检查项目

(1) 血常规、尿常规、粪常规。

(2) 肝肾功能、电解质、血糖、血脂。

(3) 凝血功能。

(4) 感染性疾病筛查（乙肝、丙肝、获得性免疫缺陷综合征、梅毒等）。

(5) 胸部 X 线片、心电图。

2. 根据患者病情可选择项目

(1) 超声心动图、血气分析、肺功能（高龄或既往有心、肺病史者）、创面微生物培养及药敏。

(2) 有相关疾病者必要时请相关科室会诊。

【全身用药】

1. 抗菌药物按照《抗菌药物临床应用指导原则（2015 年版）》执行，选用头孢菌素类或半合成青霉素类药物静脉滴注，必要时根据创面培养结果调整抗生素。

2. 对症支持治疗，包括退热、止痛、促消化、预防应激性溃疡、营养支持等。

3. 辅助用药，包括全身促进创面愈合药物。

【创面处理】(伤后第 7~14 天)

1. 入院时清创包扎、创面使用上述外用药物和（或）敷料包扎处理。

2. 创面视渗出情况隔天或每天（甚至每天 2 次）换药，原则上创面外包敷料明显渗湿则应给予换药。

3. 换药方式，包括清除坏死组织，生理盐水清洗，外用生长因子等促进创面愈合药物后，覆盖凡士林油纱、不粘敷料、磺胺嘧啶银霜剂、含银敷料、含银软膏和异种皮等生物敷料，外层用厚纱布包扎。

4. 四肢碱烧伤包扎应露出肢端便于观察血供。

5. 四肢碱烧伤包扎应固定在功能位置。

6. 如创面加深演变为Ⅲ度，则需手术治疗。

7. 如有特殊部位碱烧伤、严重并发症或植皮坏死，则退出临床路径。

【手术日】

1. 麻醉方式，包括气管插管全麻、阻滞麻醉、浸润麻醉。

2. 手术方式为根据病情行创面切 / 削痂、清创，自体皮片移植术。

3. 输血，视术中出血情况而定。

4. 术中用药为麻醉药物，必要时抗菌药物，术区外用药物及敷料。

【术后住院恢复】（≤术后第 20 天）

1. 选择复查的检查项目

血常规、凝血功能、电解质等根据病情选择检查项目。

2. 术后处理

(1) 抗菌药物按照《抗菌药物临床应用指导原则（2015年版）》执行。

(2) 术后换药，皮片移植区术后视情况4～5天开敷料检视皮片存活情况，7～14天拆除皮肤缝合钉或缝线。创面换药方法为碘伏清洗消毒，局部外用生长因子等促进创面愈合药物后，覆盖凡士林油纱、磺胺嘧啶银霜剂、含银敷料、含银软膏等，外层用多层纱布或棉垫包扎。

(3) 术后抗瘢痕治疗及功能康复，创面愈合后尽早进行术后药物防瘢痕治疗，定制弹力套、矫形器，尽早指导患者进行功能锻炼。

【出院标准】

1. 一般情况良好，生命体征平稳，体温正常。

2. 创面愈合良好，创面基本上皮化，残余创面≤1%TBSA，无感染征象。

3. 没有需要住院处理的并发症和（或）合并症。

【变异及原因分析】

1. 创面发生感染，导致创面加深，延迟愈合，造成住院日延长和费用增加。

2. 患者全身情况较差、营养不良，导致创面愈合延迟，造成住院日延长和费用增加。

3. 原伴随疾病控制不佳，需请相关科室会诊，进一步诊治。

4.住院后出现其他内、外科疾病需进一步明确诊断，可进入其他路径。

5.入院时创面形成痂皮覆盖较大，导致创面深度判断不准确。

二、小面积碱烧伤临床路径表单

适用对象：第一诊断为浅度碱烧伤面积＜10%TBSA（ICD-10：T29.600、T29.700）。

患者姓名：_____ 性别：____ 年龄：____ 门诊号：____ 住院号：____

住院日期：_____年__月__日 出院日期：_____年__月__日

标准住院日：21～28天

时 间	住院第1天（入院当天）	住院第2～3天	住院第4～5天
主要诊疗工作	□询问病史及体格检查 □上级医师查房 □初步诊断和治疗方案 □住院医师完成住院志、首次病程、上级医师查房等病历书写 □完善相关检查 □创面清创包扎 □签署自费药品协议书、DRG协议书	□上级医师查房 □继续完成化验检查 □完成必要的相关科室会诊 □完成病程记录，主任查房 □必要时创面换药 □必要时抗感染	□上级医师查房 □完成病程记录 □创面换药 □观察创面情况 □必要时抗感染

（续表）

时　间	住院第 1 天（入院当天）	住院第 2～3 天	住院第 4～5 天
重点医嘱	长期医嘱： □ 烧伤护理常规 □ 二级护理 □ 抗生素：头孢菌素类或半合成青霉素类（或根据病情和药敏试验结果调整） □ 其他辅助用促进创面愈合，营养支持药物（根据病情需要） □ 抬高患肢 □ 注意肢端血供 □ 饮食 临时医嘱： □ 血、尿、便常规；肝肾功能、电解质、血糖、血脂；凝血功能；感染性疾病筛查；胸部 X 线片、心电图 □ 根据病情：头颅、四肢等部位 X 线检查；超声心动图、血气分析和肺功能	长期医嘱： □ 烧伤护理常规 □ 二级护理 □ 抗生素：头孢菌素类或半合成青霉素类（或根据病情和药敏试验结果调整） □ 其他辅助用促进创面愈合，营养支持药物（根据病情需要） □ 抬高患肢 □ 注意肢端血供 □ 饮食 临时医嘱： □ 根据会诊科室要求安排检查和化验单 □ 对症降温，止痛，治疗基础疾病等处理 □ 必要创面换药，外用 bFGF、EGF 等生长因子类促进创面愈合药物后，覆盖凡士林油纱、不粘敷料、磺胺嘧啶银霜剂、含银敷料、含银软膏和异种皮等敷料	长期医嘱： □ 烧伤护理常规 □ 二级护理 □ 抗生素：头孢菌素类或半合成青霉素类（或根据病情和药敏试验结果调整） □ 其他辅助用促进创面愈合，营养支持药物（根据病情需要） □ 抬高患肢 □ 注意肢端血供 □ 饮食 临时医嘱： □ 创面换药，外用 bFGF、EGF 等生长因子类促进创面愈合药物后，覆盖凡士林油纱、不粘敷料、磺胺嘧啶银霜剂、含银敷料、含银软膏和异种皮等敷料

（续表）

时 间	住院第1天 （入院当天）	住院第2～3天	住院第4～5天
重点 医嘱	□创面处理，外用 bFGF、EGF 等 生长因子类促进 创面愈合药物 后，覆盖凡士林 油纱、不粘敷 料、磺胺嘧啶 银霜剂、含银敷 料、含银软膏和 异种皮等敷料 □对症降温，止 痛，治疗基础疾 病等处理		
主要 护理 工作	□入院宣教 □介绍病房环境、 设施设备 □入院护理评估	□观察患者病情变 化并及时报告 医生 □心理与生活护理	□观察患者病情变 化并及时报告 医生 □心理与生活护理
病情 变异 记录	□无　□有 原因： 1. 2.	□无　□有 原因： 1. 2.	□无　□有 原因： 1. 2.
护士 签名			
医师 签名			

时 间	住院第6~7天	住院第8~10天	住院第11~14天
主要诊疗工作	□上级医师查房，进行病情评估，确定有无并发症和伤口愈合不良情况，明确是否需手术治疗 □继续完善相关检查 □完成必要的相关科室会诊 □完成病程记录，主任查房 □完成术前准备与术前评估，向患者及家属交代病情及围术期注意事项 □签署手术同意书	□手术（包括手术安全核对） □完成手术记录 □完成术后病程记录 □向患者及家属交代病情及术后注意事项 □开术后医嘱	□上级医师查房 □完成病程记录 □注意观察伤口敷料渗湿情况 □换药观察皮片成活情况
重点医嘱	**长期医嘱：** □烧伤护理常规 □二级护理 □饮食 □既往合并用药 **临时医嘱：** □根据会诊科室要求安排检查和化验单 □备皮 □术前禁食禁饮（全麻时） □其他特殊医嘱	**长期医嘱：** □全麻或局麻术后护理常规 □一级护理 □禁食禁饮（全麻当日） □吸氧 □心电监护 □抗感染治疗 □注意呼吸情况 □预防应激性溃疡用药（根据病情需要）	**长期医嘱：** □烧伤护理常规 □二级护理 □饮食 □既往合并用药 □停用抗生素（根据病情需要） □其他辅助用促进创面愈合，营养支持药物（根据病情需要） □停长期静脉用药

（续表）

时　间	住院第6～7天	住院第8～10天	住院第11～14天
重点医嘱		临时医嘱： □导尿（根据病情需要） □输液、维持水电平衡 □使用止吐、镇痛药物（根据病情需要） □其他特殊医嘱	□抬高患肢，注意肢端血供（根据病情需要） 临时医嘱： □换药（根据创面敷料渗湿情况决定换药时间及次数）
主要护理工作	□术前准备，术前宣教（提醒患者术前禁食禁饮） □沐浴、剪指甲、更衣 □心理护理	□观察患者病情变化 □术后生活护理 □术后疼痛护理 □定时巡视病房	□观察患者病情变化 □术后生活护理 □术后心理护理 □术后定期翻身侧卧
病情变异记录	□无　□有 原因： 1. 2.	□无　□有 原因： 1. 2.	□无　□有 原因： 1. 2.
护士签名			
医师签名			

时　间	住院第15～28天（术后第8～20天）
主要诊疗工作	□上级医师查房，进行创面植皮存活及愈合情况，确定有无并发症和伤口愈合不良情况，明确是否出院 □完成出院志、病案首页、出院诊断证明书等所有病历资料

（续表）

时　间	住院第15～28天（术后第8～20天）
主要诊疗工作	□ 向患者交代出院后注意事项，指导其进行功能锻炼，交代复诊的时间、地点等
重点医嘱	**长期医嘱：** □ 烧伤护理常规 □ 二级护理 □ 饮食 **临时医嘱：** □ 保护已愈合创面，必要时创面换药 **出院医嘱：** □ 出院带药：生长因子类和硅酮凝胶类药物 □ 保护已愈合创面，避免日晒 □ 2周后门诊首次复查，指导抗瘢痕治疗和功能锻炼 □ 门诊定期随诊，如有不适，随时来诊
主要护理工作	□ 指导患者办理出院手续 □ 出院宣教
病情变异记录	□无　□有 原因： 1. 2.
护士签名	
医师签名	

第14章

小面积酸烧伤临床路径

一、小面积酸烧伤临床路径标准住院流程

【适用对象】

第一诊断为酸烧伤面积 < 10%TBSA（ICD-10：T29.600、T29.700）。

【诊断依据】

根据《临床诊疗指南·烧伤外科学分册》（中华医学会编著，人民卫生出版社）、《外科学》（陈孝平、汪建平、赵继宗著，人民卫生出版社）。

1. 有酸烧伤病史。

2. 体检有明确体征，表现为创面局部红肿或呈棕灰色可形成痂皮，痂皮较柔软，部分可有水疱或水疱较少、疱液淡黄清亮、基底潮红湿润、质软、痛觉敏感，拔毛坚实，创面较干燥、分泌

物较少；创面局部棕黄色或黑色，可形成痂皮，痂皮较韧或硬呈皮革样，无水疱；基底部分呈苍白或焦黑状，痛觉消失，拔毛不痛，创面较干燥、分泌物较少。

【治疗方案的选择及依据】

根据《临床诊疗指南·烧伤外科学分册》（中华医学会编著，人民卫生出版社）、《外科学》（陈孝平、汪建平、赵继宗著，人民卫生出版社）。

1. 立即急诊床边清创，大量清水冲洗 30 分钟以上，必要时可用相应中和剂弱碱冲洗。

2. 创面换药治疗，根据病情使用凡士林油纱、磺胺嘧啶银霜剂、其他含银敷料及软膏、异种皮等生物敷料。

3. 外用 bFGF、EGF 等生长因子类促进创面愈合的药物。

【标准住院日】

21～28 天。

【进入路径标准】

1. 第一诊断必须符合酸烧伤面积＜ 10%TBSA 且烧伤时间≤ 24h（ICD-10：T29.600、T29.700），排除头面部、会阴部等特殊部位烧伤。

2. 当患者同时具有其他疾病诊断，但在住院期间不需要特殊处理也不影响第一诊断的临床路径流程实施时，可以进入路径。

【入院后完善各项检查】（1～3天）

1. 必需的检查项目

(1) 血常规、尿常规、粪常规。

(2) 肝肾功能、电解质、血糖、血脂。

(3) 凝血功能。

(4) 感染性疾病筛查（乙肝、丙肝、获得性免疫缺陷综合征、梅毒等）。

(5) 胸部 X 线片、心电图。

2. 根据患者病情可选择项目

(1) 超声心动图、血气分析、肺功能（高龄或既往有心、肺病史者）、创面微生物培养及药敏。

(2) 有相关疾病者必要时请相关科室会诊。

【全身用药】

1. 抗菌药物按照《抗菌药物临床应用指导原则（2015 年版）》，选用头孢菌素类或半合成青霉素类药物静脉滴注，必要时根据创面培养结果调整抗生素。

2. 对症支持治疗，包括退热、止痛、促消化、预防应激性溃疡、营养支持等。

3. 辅助用药，包括全身促进创面愈合药物。

【创面处理】（伤后第7～14天）

1. 入院时清创包扎、创面使用上述外用药物和（或）敷料包扎处理。

2. 创面视渗出情况隔天或每天（甚至每天 2 次）换药，原则上创面外包敷料明显渗湿则应给予换药。

3. 换药方式，包括清除坏死组织，生理盐水清洗，外用生长因子等促进创面愈合药物后，覆盖凡士林油纱、磺胺嘧啶银霜剂、含银敷料、含银软膏和异种皮等生物敷料，外层用厚纱布包扎。

4. 四肢酸烧伤包扎应露出肢端便于观察血供。

5. 四肢酸烧伤包扎应固定在功能位置。

6. 如创面加深演变为Ⅲ度，则需手术治疗。

7. 如有特殊部位酸烧伤、严重并发症或植皮坏死，则退出临床路径。

【手术日】

1. 麻醉方式，包括气管插管全麻、阻滞麻醉、浸润麻醉。

2. 手术方式为根据病情行创面切／削痂、清创，自体皮片移植术。

3. 输血，视术中出血情况而定。

4. 术中用药为麻醉药物，必要时抗菌药物，术区外用药物及敷料。

【术后住院恢复】（≤术后第 20 天）

1. 选择复查的检查项目

血常规、凝血功能、电解质等根据病情选择检查项目。

2. 术后处理

(1) 抗菌药物按照《抗菌药物临床应用指导原则（2015年版）》执行。

(2) 术后换药，皮片移植区术后视情况4~5天开敷料检视皮片存活情况，7~14天拆除皮肤缝合钉或缝线。创面换药方法为碘伏清洗消毒，局部外用生长因子等促进创面愈合药物后，覆盖凡士林油纱、磺胺嘧啶银霜剂、含银敷料、含银软膏等，外层用多层纱布或棉垫包扎。

(3) 术后抗瘢痕治疗及功能康复，创面愈合后尽早进行术后药物防瘢痕治疗，定制弹力套、矫形器，尽早指导患者进行功能锻炼。

【出院标准】

1. 一般情况良好，生命体征平稳，体温正常，常规化验指标无明显异常。

2. 创面愈合良好，创面基本上皮化，残余创面≤1%TBSA，无感染征象。

3. 没有需要住院处理的并发症和（或）合并症。

【变异及原因分析】

1. 创面发生感染，导致创面加深，延迟愈合，造成住院日延长和费用增加。

2. 患者全身情况较差、营养不良，导致创面愈合延迟，造成住院日延长和费用增加。

3. 原伴随疾病控制不佳，需请相关科室会诊，进一步诊治。

4.住院后出现其他内、外科疾病需进一步明确诊断，可进入其他路径。

5.入院时创面形成痂皮覆盖较大，导致创面深度判断不准确。

二、小面积酸烧伤临床路径表单

适用对象：第一诊断为小面积酸烧伤面积＜10%TBSA（ICD–10：T29.600、T29.700）。

患者姓名：_____ 性别：____ 年龄：____ 门诊号：____ 住院号：____

住院日期：_____年__月__日 出院日期：_____年__月__日

标准住院日：21～28 天

时 间	住院第 1 天（入院当天）	住院第 2～3 天	住院第 4～5 天
主要诊疗工作	□询问病史及体格检查 □上级医师查房 □初步诊断和治疗方案 □住院医师完成住院志、首次病程、上级医师查房等病历书写 □完善相关检查 □创面清创包扎 □签署自费药品协议书、DRG 协议书	□上级医师查房 □继续完成化验检查 □完成必要的相关科室会诊 □完成病程记录，主任查房 □必要时创面换药 □必要时抗感染	□上级医师查房 □完成病程记录 □创面换药 □观察创面情况 □必要时抗感染

（续表）

时　间	住院第 1 天 （入院当天）	住院第 2～3 天	住院第 4～5 天
重点 医嘱	长期医嘱： □烧伤护理常规 □二级护理 □抗生素：头孢菌素类或半合成青霉素类（或根据病情和药敏试验结果调整） □其他辅助用促进创面愈合，营养支持药物（根据病情需要） □抬高患肢 □注意肢端血供 □饮食 临时医嘱： □血、尿、便常规；肝肾功能、电解质、血糖、血脂、凝血功能；感染性疾病筛查；胸部 X 线片、心电图 □根据病情：头颅、四肢等部位 X 线检查；超声心动图、血气分析和肺功能	长期医嘱： □烧伤护理常规 □二级护理 □抗生素：头孢菌素类或半合成青霉素类（或根据病情和药敏试验结果调整） □其他辅助用促进创面愈合，营养支持药物（根据病情需要） □抬高患肢 □注意肢端血供 □饮食 临时医嘱： □根据会诊科室要求安排检查和化验单 □对症降温，止痛，治疗基础疾病等处理	长期医嘱： □烧伤护理常规 □二级护理 □抗生素：头孢菌素类或半合成青霉素类（或根据病情和药敏试验结果调整） □其他辅助用促进创面愈合，营养支持药物（根据病情需要） □抬高患肢 □注意肢端血供 □饮食 临时医嘱： □创面换药，外用 bFGF、EGF 等生长因子类促进创面愈合药物后，覆盖凡士林油纱、不粘敷料、磺胺嘧啶银霜剂、含银敷料、含银软膏和异种皮等敷料

（续表）

时　间	住院第 1 天 （入院当天）	住院第 2～3 天	住院第 4～5 天
重点 医嘱	□创面处理，外用 bFGF、EGF 等 生长因子类促进 创面愈合药物 后，覆盖凡士林 油纱、不粘敷 料、磺胺嘧啶银 霜剂、含银敷 料、含银软膏和 异种皮等敷料 □对症降温，止 痛，治疗基础疾 病等处理	□必要创面换药， 外用 bFGF、EGF 等生长因子类 促进创面愈合 药物后，覆盖 凡士林油纱、 不粘敷料、磺 胺嘧啶银霜剂、 含银敷料、含 银软膏和异种 皮等敷料	
主要 护理 工作	□入院宣教 □介绍病房环境、 设施设备 □入院护理评估	□观察患者病情 变化并及时报 告医生 □心理与生活护理	□观察患者病情 变化并及时报 告医生 □心理与生活护理
病情 变异 记录	□无　□有 原因： 1. 2.	□无　□有 原因： 1. 2.	□无　□有 原因： 1. 2.
护士 签名			
医师 签名			

时　间	住院第 6～7 天	住院第 8～10 天	住院第 11～14 天
主要 诊疗 工作	□上级医师查房，进行病情评估，确定有无并发症和伤口愈合不良情况，明确是否需手术治疗 □继续完善相关检查 □完成必要的相关科室会诊 □完成病程记录，主任查房 □完成术前准备与术前评估，向患者及家属交代病情及围术期注意事项 □签署手术同意书	□手术（包括手术安全核对） □完成手术记录 □完成术后病程记录 □向患者及家属交代病情及术后注意事项 □开术后医嘱	□上级医师查房 □完成病程记录 □注意观察伤口敷料渗湿情况 □换药观察皮片成活情况
重点 医嘱	长期医嘱： □烧伤护理常规 □二级护理 □饮食 □既往合并用药	长期医嘱： □全麻或局麻术后护理常规 □一级护理 □禁食禁饮（全麻当日） □吸氧 □心电监护 □抗感染治疗 □注意呼吸情况 □预防应激性溃疡用药（根据病情需要）	长期医嘱： □烧伤护理常规 □二级护理 □饮食 □既往合并用药 □停用抗生素（根据病情需要） □其他辅助用促进创面愈合，营养支持药物（根据病情需要） □停长期静脉用药 □抬高患肢，注意肢端血供（根据病情需要）

（续表）

时　间	住院第6~7天	住院第8~10天	住院第11~14天
重点医嘱	临时医嘱： □根据会诊科室要求安排检查和化验单 □备皮 □术前禁食禁饮（全麻时） □其他特殊医嘱	临时医嘱： □导尿（根据病情需要） □输液、维持水电平衡 □使用止吐、镇痛药物（根据病情需要） □其他特殊医嘱	临时医嘱： □换药（根据创面敷料渗湿情况决定换药时间及次数）
主要护理工作	□术前准备，术前宣教（提醒患者术前禁食禁饮） □沐浴、剪指甲、更衣 □心理护理	□观察患者病情变化 □术后生活护理 □术后疼痛护理 □定时巡视病房	□观察患者病情变化 □术后生活护理 □术后心理护理 □术后定期翻身侧卧
病情变异记录	□无　□有 原因： 1. 2.	□无　□有 原因： 1. 2.	□无　□有 原因： 1. 2.
护士签名			
医师签名			

时　间	住院第15~28天（术后第8~20天）
主要诊疗工作	□上级医师查房，进行创面植皮存活及愈合情况，确定有无并发症和伤口愈合不良情况，明确是否出院 □完成出院志、病案首页、出院诊断证明书等所有病历资料

（续表）

时　间	住院第 15~28 天（术后第 8~20 天）
主要诊疗工作	□向患者交代出院后注意事项，指导其进行功能锻炼，交代复诊的时间、地点等
重点医嘱	**长期医嘱：** □烧伤护理常规 □二级护理 □饮食 **临时医嘱：** □保护已愈合创面，必要时创面换药 □出院医嘱 □出院带药：生长因子类和硅酮凝胶类药物 □保护已愈合创面，避免日晒 □2 周后门诊首次复查，指导抗瘢痕治疗和功能锻炼 □门诊定期随诊，如有不适，随时来诊
主要护理工作	□指导患者办理出院手续 □出院宣教
病情变异记录	□无　□有 原因： 1. 2.
护士签名	
医师签名	

第 15 章

氢氟酸烧伤（＜1%）临床路径

一、氢氟酸烧伤（＜1%）临床路径标准住院流程

【适用对象】

第一诊断为氢氟酸烧伤面积＜1%TBSA[ICD-10：T29.600、T29.700；手术操作：截指（趾）清创刃厚皮片移植]。

【诊断依据】

根据《临床诊疗指南·烧伤外科学分册》（中华医学会编著，人民卫生出版社）、《外科学》（陈孝平、汪建平、赵继宗著，人民卫生出版社）、《黎鳌烧伤学》（黎鳌主编，上海科学技术出版社）。

1. 有氢氟酸烧伤病史。

2. 体检有明确体征，表现为局部皮损初起呈红斑，随即转为有红晕的白色水肿，继而变为淡青灰色坏死，而后复以棕褐色

或黑色厚痂，脱痂后形成溃疡。手指部位的损害常转为大疱，甲板也常同时受累，甲床与甲周红肿。严重时甲下水疱形成，甲床与甲板分离。浓度越高，接触时间越长，受害组织越柔软或致密，作用就越迅速而强烈。接触 30% 以上浓度的氢氟酸，疼痛和皮损常立即发生。局部皮损初起呈红斑，随即转为有红晕的白色水肿，继而变为淡青灰色坏死，而后复以棕褐色或黑色厚痂，脱痂后形成溃疡。手指部位的损害常转为大疱，甲板也常同时受累，甲床与甲周红肿。严重时甲下水疱形成，甲床与甲板分离。高浓度灼伤常呈进行性坏死，溃疡愈合缓慢。严重者累及局部骨骼，尤以指骨为多见。表现为指间关节狭窄，关节面粗糙，边缘不整，皮质增生，髓腔狭小，乃至骨质吸收等类似骨髓炎的征象。

【治疗方案的选择及依据】

根据《临床诊疗指南·烧伤外科学分册》（中华医学会编著，人民卫生出版社）、《外科学》（陈孝平、汪建平、赵继宗著，人民卫生出版社）、《黎鳌烧伤学》（黎鳌主编，上海科学技术出版社）。

1. 皮肤接触后立即用大量流水长时间彻底冲洗，尽快地稀释和冲去氢氟酸。

2. 钙剂外用，氢氟酸灼伤治疗液（5% 氯化钙 20ml、2% 利多卡因 20ml、地塞米松 5mg）浸泡或湿敷；以冰硫酸镁饱和液作浸泡；六氟灵冲洗，六氟灵的特性使其可以快速地吸收氢离子（H^+）和氟离子（F^-），它对这些离子的螯合能力是葡萄糖酸钙（传统方式中用于氢氟酸灼伤的解毒剂）的 100 倍。六氟灵冲洗液具有高渗透性，从而可以阻止氟化物离子的渗透进程，确保对喷溅的彻底洗消。

3. 钙剂的局部注射，即用 10% 葡萄糖酸钙局部注射，可中和部分氢氟酸，减轻氢氟酸的进一步侵蚀。疼痛解除是治疗有效的标志，所以注射时禁用局麻药。

4. 钙剂的动脉注射，即迅速找到动脉搏动最明显且易固定的注射点，成功穿刺，缓慢推注葡萄糖酸钙注射液，并防止药液外渗引起组织坏死。

5. 创面换药治疗，根据病情使用凡士林油纱、磺胺嘧啶银霜剂、其他含银敷料及软膏，预防感染。

6. 外用 bFGF、EGF 等生长因子类促进创面愈合的药物。

7. 明确较深的氢氟酸烧伤，完善相关术前准备，坏死界限较清楚时进行手术截指（趾）或清创植皮治疗修复。

【标准住院日】

14～21 天。

【进入路径标准】

1. 第一诊断必须符合氢氟酸烧伤面积＜ 1%TBSA 且烧伤时间≤ 24h（ICD–10：T29.600、T29.700），患者无严重低钙血症，可伴有指（趾）端进行性坏死、骨外露等，创面需手术治疗。

2. 当同时具有其他疾病诊断，但在住院期间不需要特殊处理也不影响第一诊断的临床路径流程实施时，可以进入路径。

【入院后完善各项检查】（1～3天）

1. 必需的检查项目

(1) 血常规、尿常规、粪常规。

(2) 动态监测血钙变化，肝肾功能、电解质、血糖、血脂。

(3) 凝血功能。

(4) 感染性疾病筛查（乙肝、丙肝、获得性免疫缺陷综合征、梅毒等）。

(5) 胸部 X 线片、心电图。

2. 根据患者病情可选择项目

(1) 超声心动图、血气分析、肺功能（高龄或既往有心、肺病史者）、创面微生物培养及药敏。

(2) 有相关疾病者必要时请相关科室会诊。

【全身用药】

1. 抗菌药物可口服头孢菌素类抗生素预防感染，必要时根据创面培养结果调整抗生素。

2. 对症支持治疗，包括使用钙剂、退热、止痛、促消化、预防应激性溃疡、营养支持等。

3. 辅助用药，包括破伤风抗毒素、全身促进创面愈合药物。

【创面处理】（伤后第 7 天内）

1. 入院时尽量清除残余氢氟酸，创面清创包扎，使用上述外用药物和（或）敷料包扎处理。

2. 创面视渗出情况隔天或每天（甚至每天2次）换药，原则上创面外包敷料明显渗湿则应给予换药。

3. 换药方式，包括清除坏死组织，观察创面变化、有无加深，生理盐水清洗，外用生长因子等促进创面愈合药物后，覆盖凡士林油纱、磺胺嘧啶银霜剂、含银敷料、含银软膏和异种皮等生物敷料，外层用厚纱布包扎。

4. 四肢氢氟酸烧伤包扎应露出肢端便于观察血供。

5. 四肢氢氟酸烧伤包扎应固定在功能位置。

【手术日】（住院第3～7天）

1. 麻醉方式，包括气管插管全麻、阻滞麻醉、浸润麻醉。

2. 手术方式为根据病情行截指（趾），或创面切/削痂、清创，自体皮片移植术。

3. 输血，视术中出血情况而定。

4. 术中用药为麻醉药物，必要时抗菌药物，术区外用药物及敷料。

5. 如严重低钙血症，骨外露较多，植皮坏死，需皮瓣等修复治疗，特殊部位烧伤则退出临床路径。

【术后住院恢复】（≤术后第14天）

1. 选择复查的检查项目
血常规、凝血功能、电解质等根据病情选择检查项目。

2. 术后处理

(1) 抗菌药物按照《抗菌药物临床应用指导原则（2015 年版）》执行。

(2) 术后换药，皮片移植区术后视情况 4～5 天开敷料检视皮片存活情况，7～14 天拆除皮肤缝合钉或缝线。创面换药方法为碘伏清洗消毒，局部外用生长因子等促进创面愈合药物后，覆盖凡士林油纱、磺胺嘧啶银霜剂、含银敷料、含银软膏等，外层用多层纱布或棉垫包扎。

(3) 术后抗瘢痕治疗及功能康复，创面愈合后尽早进行术后药物防瘢痕治疗，定制弹力套、矫形器，尽早指导患者进行功能锻炼。

【出院标准】

1. 一般情况良好，生命体征平稳，体温正常，血钙及常规化验指标无明显异常。

2. 创面愈合良好，创面基本上皮化(90% 愈合)，无感染征象。

3. 没有需要住院处理的并发症和（或）合并症。

【变异及原因分析】

1. 患者出现严重低钙血症，出现抽搐，心电图 Q–T 间期延长，心室颤动发作。

2. 创面发生感染，导致创面加深，延迟愈合，造成住院日延长和费用增加。

3. 患者全身情况较差、营养不良，导致创面愈合延迟，造成住院日延长和费用增加。

4.原伴随疾病控制不佳，需请相关科室会诊，进一步诊治。

5.住院后出现其他内、外科疾病需进一步明确诊断，可进入其他路径。

6.入院时坏死组织未完全分离，导致创面深度判断不准确。

二、氢氟酸烧伤（＜1%）临床路径表单

适用对象：第一诊断为氢氟酸烧伤面积＜1%TBSA（ICD-10：T29.600、T29.700）。

患者姓名：_____ 性别：___ 年龄：___ 门诊号：___ 住院号：___

住院日期：_____年__月__日 出院日期：_____年__月__日

标准住院日：14～21天

时　间	住院第1天（入院当天）	住院第2～3天	住院第4～7天
主要诊疗工作	□询问病史及体格检查 □上级医师查房 □初步诊断和治疗方案 □住院医师完成住院志、首次病程、上级医师查房等病历书写 □完善相关检查 □创面清除包扎 □签署自费药品协议书、DRG协议书	□上级医师查房 □继续完成化验检查 □完成必要的相关科室会诊 □完成病程记录，主任查房 □必要时创面换药 □必要时抗感染	□上级医师查房 □继续完善相关检查 □完成必要的相关科室会诊 □完成病程记录，主任查房 □必要时创面换药 □完成术前准备与术前评估，向患者及家属交代病情及围术期注意事项 □签署手术同意书

（续表）

时　间	住院第 1 天 （入院当天）	住院第 2～3 天	住院第 4～7 天
重点 医嘱	**长期医嘱：** □ 烧伤护理常规 □ 二级护理 □ 抗生素：口服头孢菌素类预防感染（或根据病情和药敏试验结果调整） □ 其他辅助用促进创面愈合，营养支持药物（根据病情需要） □ 抬高患肢 □ 注意肢端血供 □ 饮食 **临时医嘱：** □ 血、尿、便常规；血钙、肝肾功能、电解质、血糖、血脂；凝血功能；感染性疾病筛查；胸部X线片、心电图 □ 根据病情：头颅、四肢等部位X线检查；超声心动图、血气分析和肺功能	**长期医嘱：** □ 烧伤护理常规 □ 二级护理 □ 抗生素：口服头孢菌素类预防感染（或根据病情和药敏试验结果调整） □ 其他辅助用促进创面愈合，营养支持药物（根据病情需要） □ 抬高患肢 □ 注意肢端血供 □ 饮食 **临时医嘱：** □ 血钙检查 □ 根据会诊科室要求安排检查和化验单 □ 对症降温，止痛，治疗基础疾病等处理	**长期医嘱：** □ 烧伤护理常规 □ 二级护理 □ 饮食 □ 既往合并用药 **临时医嘱：** □ 根据会诊科室要求安排检查和化验单 □ 备皮 □ 术前禁食禁饮（全麻时） □ 其他特殊医嘱

（续表）

时　间	住院第1天 （入院当天）	住院第2～3天	住院第4～7天
重点 医嘱	□创面处理，外用10%葡萄糖酸钙浸泡创面，bFGF、EGF等生长因子类促进创面愈合药物后，覆盖凡士林油纱、磺胺嘧啶银霜剂、含银敷料、含银软膏和异种皮等敷料 □对症降温，止痛，治疗基础疾病等处理	□必要创面换药，外用10%葡萄糖酸钙浸泡创面，外用bFGF、EGF等生长因子类促进创面愈合药物后，覆盖凡士林油纱、磺胺嘧啶银霜剂、含银敷料、含银软膏和异种皮等敷料	
主要 护理 工作	□入院宣教 □介绍病房环境、设施设备 □入院护理评估	□观察患者病情变化并及时报告医生 □心理与生活护理	□术前准备，术前宣教（提醒患者术前禁食禁饮） □沐浴、剪指甲、更衣 □心理护理
病情 变异 记录	□无　□有 原因： 1. 2.	□无　□有 原因： 1. 2.	□无　□有 原因： 1. 2.
护士 签名			
医师 签名			

时　间	住院第4~7天 （手术日）	住院第8~10天 （术后第1~3天）	住院第11~13天 （术后第4~6天）
主要 诊疗 工作	□手术（包括手术 安全核对） □完成手术记录 □完成术后病程记录 □向患者及家属交 代病情及术后注 意事项 □开术后医嘱	□上级医师查房， 观察病情变化 □完成常规病历 书写 □注意观察伤口敷 料渗湿情况 □注意呼吸情况	□上级医师查房 □完成病程记录 □注意观察伤口 敷料渗湿情况
重点 医嘱	长期医嘱： □全麻或局麻术后 护理常规 □一级护理 □禁食禁饮（全麻 当日） □吸氧 □心电监护 □抗感染治疗 □注意呼吸情况 □预防应激性溃疡 用药（根据病情 需要） 临时医嘱： □导尿（根据病情 需要） □输液、维持水电 平衡 □使用止吐、镇痛 药物（根据病情 需要） □其他特殊医嘱	长期医嘱： □烧伤护理常规 □二级护理 □普通饮食 □留置导尿管（酌情） □抗生素 □预防应激性溃疡 药物（酌情） □注意呼吸情况 □既往合并用药 □抬高患肢，注意 肢端血供（根据 病情需要） 临时医嘱： □输液、维持水电 平衡 □使用止吐、止痛 药物（根据病情 需要） □换药（根据创面 敷料渗湿情况决 定换药时间及 次数）	长期医嘱： □烧伤护理常规 □二级护理 □饮食 □既往合并用药 □停用抗生素（根 据病情需要） □其他辅助用促 进创面愈合， 营养支持药 物（根据病情 需要） □停长期静脉用 药 □抬高患肢，注 意肢端血供（根 据病情需要） 临时医嘱： □换药（根据创 面敷料渗湿情 况决定换药时 间及次数）

（续表）

时　间	住院第 4~7 天 （手术日）	住院第 8~10 天 （术后第 1~3 天）	住院第 11~13 天 （术后第 4~6 天）
主要 护理 工作	□观察患者病情 　变化 □术后生活护理 □术后疼痛护理 □定时巡视病房	□观察患者病情 　变化 □术后生活护理 □术后心理护理 □术后疼痛护理 □术后定期翻身侧卧	□观察患者病情 　变化 □术后生活护理 □术后心理护理 □术后定期翻身 　侧卧
病情 变异 记录	□无　□有 原因： 1. 2.	□无　□有 原因： 1. 2.	□无　□有 原因： 1. 2.
护士 签名			
医师 签名			

时　间	住院第 14~16 天 （术后第 7~10 天）	住院第 17~21 天
主要 诊疗 工作	□上级医师查房 □完成病程记录 □注意观察伤口敷料渗湿 　情况	□上级医师查房，进行创面植 　皮存活及愈合情况，确定有 　无并发症和伤口愈合不良情 　况，明确是否出院 □完成出院志、病案首页、出院 　诊断证明书等所有病历资料 □向患者交代出院后注意事 　项，指导其进行功能锻炼， 　交代复诊的时间、地点等

（续表）

时　间	住院第 14～16 天 （术后第 7～10 天）	住院第 17～21 天
重点 医嘱	**长期医嘱：** □ 烧伤护理常规 □ 二级护理 □ 饮食 **临时医嘱：** □ 换药（根据创面植皮愈合情况决定换药时间及次数）	**长期医嘱：** □ 烧伤护理常规 □ 二级护理 □ 饮食 **临时医嘱：** □ 保护已愈创面，残余创面必要时换药 **出院医嘱：** □ 出院带药：生长因子类和硅酮凝胶类药物 □ 保护已愈合创面，避免日晒 □ 2 周后门诊首次复查，指导抗瘢痕治疗和功能锻炼 □ 门诊定期随诊，如有不适，随时来诊
主要 护理 工作	□ 观察患者病情变化 □ 术后生活护理 □ 术后心理护理 □ 术后定期翻身侧卧	□ 指导患者办理出院手续 □ 出院宣教
病情 变异 记录	□无　□有 原因： 1. 2.	□无　□有 原因： 1. 2.
护士 签名		
医师 签名		

第 16 章

下肢动脉性溃疡临床路径

一、下肢动脉性溃疡临床路径标准住院流程

【适用对象】

第一诊断为下肢动脉硬化闭塞症合并溃疡（ICD-10：I70.204），需要住院手术修复创面的患者。

【诊断依据】

根据《外科学》（陈孝平、汪建平、赵继宗著，人民卫生出版社）。

1. 下肢动脉性溃疡是由下肢动脉供血不足所导致的皮肤破溃，主要疾病有下肢动脉硬化闭塞症、血栓闭塞性脉管炎、大动脉炎、动脉栓塞等。

2. 早期可无明显症状，或仅有轻微不适，如畏寒、发凉等。之后逐渐出现间歇性跛行症状，这是下肢动脉硬化闭塞症的特征

性症状。病变进一步发展，出现静息痛，最终肢体可出现溃疡、坏疽，多由轻微的肢端损伤诱发。

【治疗方案的选择及依据】

根据《外科学》（陈孝平、汪建平、赵继宗著，人民卫生出版社）。

1. 一般治疗

动脉硬化是一种全身性疾病，应整体看待和治疗，包括控制血压、血糖、血脂，严格戒烟等，并积极诊治可能伴发的心脑血管疾病。常用药物包括抗血小板药，如阿司匹林、氯吡格雷等；血管扩张及促进侧支循环形成的药物，如西洛他唑、沙格雷酯及前列腺素类药物等。

2. 手术治疗

目的是通过植皮或皮瓣方式修复溃疡创面。

【标准住院日】

14～28 天。

【进入路径标准】

1. 第一诊断为下肢动脉硬化闭塞症合并下肢溃疡（ICD-10：I70.204），单纯换药难以愈合，需要进行手术治疗。

2. 当患者同时具有其他疾病诊断，但在住院期间不需要特殊处理也不影响第一诊断的临床路径流程实施时，可以进入路径。

【入院后完善各项检查】(1~3天)

1. 必需的检查项目

(1) 血常规、尿常规、粪常规。

(2) 肝肾功能、电解质、血糖、血脂，CRP，降钙素原。

(3) 凝血功能、D- 二聚体。

(4) 感染性疾病筛查（乙肝、丙肝、获得性免疫缺陷综合征、梅毒等）。

(5) 下肢血管彩超，下肢静脉造影，胸部 X 线片、心电图。

(6) 踝肱指数（ABI）。

(7) 创面微生物培养及药敏。

2. 根据患者病情可选择项目

(1) VTE、营养及医疗风险评估、下肢动脉 CTA、下肢静脉造影、腹部彩超。

(2) 超声心动图、血气分析和肺功能（高龄或既往有心、肺病史者）。

【全身用药】

1. 抗菌药物按照《抗菌药物临床应用指导原则（2015 年版）》执行，选用头孢菌素类或半合成青霉素类药物静脉滴注，必要时根据创面培养结果调整抗生素。

2. 动脉硬化是一种全身性疾病，应整体看待和治疗，一般治疗包括控制血压、血糖、血脂，严格戒烟等，并积极诊治可能伴发的心脑血管疾病。在医生指导下加强锻炼，促进侧支循环形成，注意足部护理，避免皮肤破损、烫伤等。

3.药物治疗，包括抗血小板药，如阿司匹林、氯吡格雷等；血管扩张及促进侧支循环形成的药物，如西洛他唑、沙格雷酯及前列腺素类药物等。

4.辅助用药，包括全身促进创面愈合药物。

【创面处理】（住院第 1～7 天）

1.入院时给予清创、创面使用上述外用药物和（或）敷料包扎处理。

2.创面视渗出情况隔天或每天（甚至每天 2 次）换药，原则上渗液渗出至创面外层敷料则应给予换药。

3.换药方式，包括清除坏死组织，生理盐水清洗，外用生长因子等促进创面愈合药物后，覆盖凡士林油纱、不粘敷料、抗菌软膏，外层用厚纱布包扎。

【手术日】（住院第 7～10 天）

1.麻醉方式，包括气管插管全麻、阻滞麻醉、浸润麻醉。

2.手术方式为根据病情行创面清创（包括截趾），或行封闭式负压引流，二期行植皮或皮瓣手术。

3.输血，视术中出血情况而定。

4.术中用药为麻醉药物，必要时抗菌药物，术区外用药物及敷料。

【术后住院恢复】(住院第8～28天)

1. 选择复查的检查项目

血常规、凝血功能、电解质等根据病情选择检查项目。

2. 术后处理

(1) 抗菌药物按照《抗菌药物临床应用指导原则（2015年版）》执行。

(2) 术后换药，皮片移植区术后视情况5～7天开敷料检视皮片存活情况，7～14天拆除皮肤缝合线。创面换药方法为碘伏清洗消毒，局部外用生长因子等促进创面愈合药物后，覆盖凡士林油纱、不粘敷料、抗菌软膏，外层用厚纱包扎。

(3) 术后功能康复：创面愈合后尽早进行功能锻炼。

(4) 封闭式负压引流处理，按照封闭式负压引流操作规范进行，封闭式负压引流进行充分创面床准备后二期行自体皮片移植。

【出院标准】

1. 生命体征平稳。

2. 伤口愈合良好，伤口无感染征象（或可在门诊处理的伤口情况），无皮瓣皮片坏死。

3. 没有需要住院处理的并发症和（或）合并症。

【变异及原因分析】

1. 创面发生感染，导致创面加深，延迟愈合，造成住院日延长和费用增加。

2.患者全身情况较差、营养不良，导致创面愈合延迟，造成住院日延长和费用增加。

3.原伴随疾病控制不佳，需请相关科室会诊，进一步诊治。

4.住院后出现其他内、外科疾病需进一步明确诊断，可进入其他路径。

5.入院时坏死组织未完全分离，致创面深度判断不准确。

6.患者不同意手术治疗。

二、下肢动脉性溃疡临床路径表单

适用对象：第一诊断为下肢动脉硬化闭塞症合并溃疡（ICD-10：I70.204）。

患者姓名：_____ 性别：____ 年龄：____ 门诊号：____ 住院号：____

住院日期：_____年__月__日　出院日期：_____年__月__日

标准住院日：14～28 天

时　间	住院第 1～3 天	住院第 4～7 天	住院第 7～10 天（术前 1 天）
主要诊疗工作	☐ 询问病史及体格检查 ☐ 完成病历书写 ☐ 完善检查 ☐ 上级医师查房与病情评估 ☐ 初步确定治疗方案	☐ 上级医师查房 ☐ 明确诊断 ☐ 完成必要的相关科室会诊 ☐ 复查相关异常检查 ☐ 注意病情变化 ☐ 调整治疗	☐ 术者查房 ☐ 根据术前检查结果，进行术前讨论，明确诊断，决定术式，制订治疗方案 ☐ 向患者和（或）家属交代病情，并签署手术知情同意书、麻醉知情同意书等

（续表）

时　间	住院第 1～3 天	住院第 4～7 天	住院第 7～10 天 （术前 1 天）
重点 医嘱	长期医嘱： □ 烧伤科护理常规 □ 二级护理 □ 普食 □ 压疮护理 □ 留伴一人 □ 抗生素应用 □ 对症用药 临时医嘱： □ 血常规、尿常规、粪常规 □ 肝肾功能、血浆蛋白、电解质、血糖、血脂、血沉、C 反应蛋白、降钙素原 □ 尿常规、粪便常规 +OB □ 创面换药 + 创面分泌物培养 □ 胸部 X 线片、心电图 □ 下肢静脉超声检查 □ 下肢动脉 CTA，ABI □ 可选项目：下肢静脉造影、心脏彩超、肺功能	长期医嘱： □ 烧伤科护理常规 □ 二级护理 □ 普食 □ 抗生素应用调整 □ 对症用药 临时医嘱： □ 根据病情补充相关检测 □ 根据病情补充相关治疗 □ 创面处理	长期医嘱： □ 二级护理 □ 术前禁食禁饮 □ 通知家属 临时医嘱： □ 备皮 □ 麻醉科会诊 □ 抗菌药物皮试 □ 根据手术情况备血

（续表）

时　间	住院第 1～3 天	住院第 4～7 天	住院第 7～10 天（术前 1 天）
主要护理工作	□ 介绍病房环境、设施和设备 □ 入院护理评估	□ 病情观察 □ 观察治疗反应	□ 观察患者一般状况 □ 术前准备
病情变异记录	□无　□有 原因： 1. 2.	□无　□有 原因： 1. 2.	□无　□有 原因： 1. 2.
护士签名			
医师签名			

时　间	住院第 7～10 天（手术日）	住院第 8～20 天（术后 1～10 天）	住院第 9～28 天（术后第 11～14 天）
主要诊疗工作	□ 手术室内核对患者信息无误 □ 全麻下创面扩创截趾＋植皮术或封闭负压吸引术 □ 完成手术记录和术后记录	□ 完成病程记录 □ 切口换药 □ 观察有无伤口渗血 □ 观察肢端血供、感觉和运动	□ 确定患者可以出院 □ 向患者交代出院注意事项、复查日期 □ 通知出院处 □ 开出院诊断书 □ 完成出院记录
重点医嘱	长期医嘱： □ 一级护理 □ 禁食禁饮 □ 多参数心电监护 □ 吸氧	长期医嘱： □ 二级护理 □ 普食 □ 观察有无伤口渗血	临时医嘱： □ 伤口换药拆线 出院医嘱： □ 出院带药 □ 嘱患者适当加强下肢功能锻炼

（续表）

时　间	住院第 7～10 天 （手术日）	住院第 8～20 天 （术后第 1～10 天）	住院第 9～28 天 （术后第 11～14 天）
重点 医嘱	临时医嘱： □预防感染、止血治疗、必要时促进皮瓣血液循环 □观察记录患者神志、生命体征	□观察肢端血供、感觉和运动 □抗感染 临时医嘱： □换药 □观察记录患者神志、生命体征	
主要 护理 工作	□观察患者一般状况 □观察记录患者神志、生命体征	□观察患者一般状况 □观察记录患者神志、生命体征 □观察有无伤口渗血 □观察肢端血供、感觉和运动	□指导患者办理出院手续 □出院宣教
病情 变异 记录	□无　□有 原因： 1. 2.	□无　□有 原因： 1. 2.	
护士 签名			
医师 签名			

第17章

下肢静脉性溃疡临床路径

一、下肢静脉性溃疡临床路径标准住院流程

【适用对象】

第一诊断为下肢静脉曲张合并溃疡（ICD-10：I83.000），需要住院手术修复创面的患者。

【诊断依据】

根据《外科学》（陈孝平、汪建平、赵继宗著，人民卫生出版社）、《静脉曲张与小腿溃疡》（蒋米尔著，上海科学技术出版社）。

1. 病因

(1) 静脉壁薄弱和瓣膜缺陷。

(2) 静脉内压持久升高。

(3) 年龄、性别。

2. 临床表现

(1) 典型症状：初起局部先痒后痛、红肿，继则破溃、渗出、形成溃疡，可经久不愈。

(2) 常见症状：早期为浅静脉扩张迂曲，伴有下肢水肿，随后可出现色素沉着和皮脂硬化，可发生皮肤湿疹性变化。皮肤瘙痒，搔抓加重湿疹样改变，出现糜烂及溃疡。病情再进一步发展，可出现足靴区破溃，创口经久不愈。

(3) 其他症状：经久不愈的溃疡有癌变风险。

【治疗方案的选择及依据】

根据《外科学》（陈孝平、汪建平、赵继宗著，人民卫生出版社）、《静脉曲张与小腿溃疡》（蒋米尔著，上海科学技术出版社）。

下肢静脉性溃疡的处理原则分两大类：一是对症，包括在专科医师的指导下对局部伤口的清创护理，预防感染，手术修复等；二是对因，小腿静脉曲张的根本原因是静脉血管发生病变扩张、迂曲，进而引起肿胀、酸痛、溃疡等不适，只有通过手术将其去除，不影响患肢正常血液供应，溃疡、瘙痒等症状也会随之痊愈。

有些长期溃疡得不到有效治疗最终恶变成癌，必须采取截肢手术。

【标准住院日】

14～28 天。

【进入路径标准】

1. 第一诊断为下肢静脉性溃疡（ICD-10：I83.000），单纯换药难以愈合，可能需要进行手术植皮治疗。

2. 当患者同时具有其他疾病诊断，但在住院期间不需要特殊处理也不影响第一诊断的临床路径流程实施时，可以进入路径。

【入院后完善各项检查】（1~3天）

1. 必需的检查项目

(1) 血常规、尿常规、粪常规。

(2) 肝肾功能、电解质、血糖、血脂，CRP，降钙素原。

(3) 凝血功能、D-二聚体。

(4) 感染性疾病筛查（乙肝、丙肝、获得性免疫缺陷综合征、梅毒等）。

(5) 下肢血管彩超、下肢静脉造影、胸部X线片、心电图。

2. 根据患者病情可选择项目

(1) 超声心动图、血气分析、肺功能（高龄或既往有心、肺病史者）、创面微生物培养及药敏、腹部彩超。

(2) 请血管外科等相关科室会诊。

【全身用药】

1. 抗菌药物按照《抗菌药物临床应用指导原则（2015年版）》执行，选用头孢菌素类或半合成青霉素类药物静脉滴注，必要时根据创面培养结果调整抗生素。

2. 对症支持治疗，包括退热、止痛、促消化、预防应激性溃疡、营养支持等。

3. 辅助用药，包括全身促进创面愈合药物。

【创面处理】（住院第 1～7 天）

1. 入院时给予清创、创面使用上述外用药物和（或）敷料包扎处理。

2. 创面视渗出情况隔天或每天（甚至每天 2 次）换药，原则上渗液渗出至创面外包敷料则应给予换药。

3. 换药方式，包括清除坏死组织，生理盐水清洗，外用生长因子等促进创面愈合药物后，覆盖凡士林油纱、不粘敷料、磺胺嘧啶银霜剂、含银敷料、含银软膏等，外层用厚纱包扎。

【手术日】（住院第 7～10 天）

1. 麻醉方式，包括气管插管全麻、阻滞麻醉、浸润麻醉。

2. 手术方式为根据病情行创面清创，清创后植皮修复；或行封闭式负压引流，二期行植皮或皮瓣手术。

3. 输血，视术中出血情况而定。

4. 术中用药为麻醉药物，必要时抗菌药物，术区外用药物及敷料。

【术后住院恢复】（住院第 8～28 天）

1. 选择复查的检查项目

血常规、凝血功能、电解质、血管彩超等根据病情选择检查项目。

2. 术后处理

(1) 抗菌药物按照《抗菌药物临床应用指导原则（2015 年版）》执行。

(2) 术后换药，皮片移植区术后视情况 5～7 天开敷料检视皮片存活情况，7～14 天拆除皮肤缝合钉。创面换药方法为碘伏清洗消毒，局部外用生长因子等促进创面愈合药物后，覆盖凡士林油纱、外用抗菌软膏，外层用厚纱包扎。

(3) 术后抗瘢痕治疗及功能康复，创面愈合后尽早进行术后药物防瘢痕治疗，定制弹力套、矫形器，尽早指导患者进行功能锻炼。

(4) 封闭式负压引流处理，按照封闭式负压引流操作规范进行，封闭式负压引流进行充分创面床准备后二期行自体皮片移植。

【出院标准】

1. 生命体征平稳。

2. 伤口愈合良好，伤口无感染征象（或可在门诊处理的伤口情况），无大片皮瓣皮片坏死。

3. 没有需要住院处理的并发症和（或）合并症。

【变异及原因分析】

1. 创面发生感染，导致创面加深，延迟愈合，造成住院日延长和费用增加。

2. 患者全身情况较差、营养不良，导致创面愈合延迟，造成

住院日延长和费用增加。

3.原伴随疾病控制不佳，需请相关科室会诊，进一步诊治。

4.住院后出现其他内、外科疾病需进一步明确诊断，可进入其他路径。

5.入院时坏死组织未完全分离，导致创面深度判断不准确。

6.患者不同意手术治疗。

二、下肢静脉性溃疡临床路径表单

适用对象：第一诊断为下肢静脉性溃疡（ICD-10：I83.000）。

患者姓名：_____ 性别：___ 年龄：___ 门诊号：___ 住院号：___

住院日期：_____年__月__日 出院日期：_____年__月__日

标准住院日：14～28天

时 间	住院第1～3天	住院第4～7天	住院第7～10天（术前1天）
主要诊疗工作	☐询问病史及体格检查 ☐完成病历书写 ☐完善检查 ☐上级医师查房与病情评估 ☐初步确定治疗方案	☐上级医师查房 ☐明确诊断 ☐完成必要的相关科室会诊 ☐复查相关异常检查 ☐注意病情变化 ☐调整治疗	☐术者查房 ☐根据术前检查结果，进行术前讨论，明确诊断，决定术式；制订治疗方案 ☐向患者和（或）家属交代病情，并签署手术知情同意书、麻醉知情同意书等

（续表）

时　间	住院第 1～3 天	住院第 4～7 天	住院第 7～10 天 （术前 1 天）
重点 医嘱	长期医嘱： □烧伤科护理常规 □二级护理 □普食 □压疮护理 □留伴一人 □抗生素应用 □对症用药 临时医嘱： □血常规、尿常规、粪常规 □肝肾功能、血浆蛋白、电解质、血糖、血脂、血沉、C反应蛋白、降钙素原 □尿常规、粪便常规+OB □创面换药＋创面分泌物培养 □胸部 X 线片、心电图 □下肢静脉超声检查 □可选项目：下肢静脉造影，心脏彩超，肺功能	长期医嘱： □烧伤科护理常规 □二级护理 □普食 □抗生素应用调整 □对症用药 临时医嘱： □根据病情补充相关检测 □根据病情补充相关治疗 □创面处理	长期医嘱： □二级护理 □术前禁食禁饮 □通知家属 临时医嘱： □备皮 □麻醉科会诊 □抗菌药物皮试 □根据手术情况备血
主要护理工作	□介绍病房环境、设施和设备 □入院护理评估	□病情观察 □观察治疗反应	□观察患者一般状况 □术前准备

（续表）

时　间	住院第1～3天	住院第4～7天	住院第7～10天（术前1天）
病情变异记录	□无　□有 原因： 1. 2.	□无　□有 原因： 1. 2.	□无　□有 原因： 1. 2.
护士签名			
医师签名			

时　间	住院第7～10天（手术日）	住院第8～20天（术后第1～10天）	住院第9～28天（术后第11～14天）
主要诊疗工作	□手术室内核对患者信息无误 □全麻下小腿创面扩创＋植皮术或封闭负压吸引术 □完成手术记录和术后记录	□完成病程记录 □切口换药 □观察有无伤口渗血 □观察肢端血供、感觉和运动	□确定患者可以出院 □向患者交代出院注意事项、复查日期 □通知出院处 □开出院诊断书 □完成出院记录
重点医嘱	长期医嘱： □一级护理 □禁食禁饮 □多参数心电监护 □吸氧	长期医嘱： □二级护理 □普食 □观察有无伤口渗血 □观察肢端血供、感觉和运动 □抗感染	临时医嘱： □伤口换药拆线 出院医嘱： □出院带药：抗瘢痕药物 □嘱患者长期穿戴弹力袜

（续表）

时　间	住院第 7～10 天（手术日）	住院第 8～20 天（术后第 1～10 天）	住院第 9～28 天（术后第 11～14 天）
重点医嘱	**临时医嘱:** □ 预防感染、止血治疗、必要时促进皮瓣血液循环 □ 观察记录患者神志、生命体征	□ 促进皮瓣血液循环药物（必要时） **临时医嘱:** □ 换药 □ 观察记录患者神志、生命体征	
主要护理工作	□ 观察患者一般状况 □ 观察记录患者神志、生命体征	□ 观察患者一般状况 □ 观察记录患者神志、生命体征 □ 观察有无伤口渗血 □ 观察肢端血供、感觉和运动	□ 指导患者办理出院手续 □ 出院宣教
病情变异记录	□无　□有 原因: 1. 2.	□无　□有 原因: 1. 2.	
护士签名			
医师签名			

第18章

压疮临床路径

一、压疮临床路径标准住院流程

【适用对象】

第一诊断为受压区 2 期压疮（ICD-10：L89.100），或受压区 3 期压疮（ICD-10：L89.200），或受压区 4 期压疮（ICD-10：L89.300）有手术修复指征的患者。

【诊断依据】

根据《压疮基础理论与防治》（Dan Bader、Carlijn Bouten、Denis Colin、Cees Oomens 著，郝岱峰、申传安译，人民军医出版社）、《压疮护理》（韩斌如、王欣然编著，科学技术文献出版社）。

1. 病因

(1) 压力因素：垂直压力、摩擦力、剪切力。

(2) 营养状况。

(3) 皮肤抵抗力降低。

2. 体检有明确体征

(1) 受压区 2 期压疮，即炎性浸润期，表现为"紫红、硬结、疼痛、水疱"，真皮部分缺失，表现为一个浅的开放性溃疡，伴有粉红色的伤口床（创面），无腐肉，也可能表现为一个完整的或破裂的血清性水疱。

(2) 受压区 3 期压疮，即浅度溃疡期，表皮破损，溃疡形成，典型特征为全层皮肤组织缺失，可见皮下脂肪暴露，但骨头、肌腱、肌肉未外露，有腐肉存在，但组织缺失的深度不明确，可能包含有潜行和隧道。

(3) 受压区 4 期压疮，即坏死溃疡期，侵入皮下组织、肌肉层、骨面、感染扩展，典型特征为全层皮肤组织缺失，伴有骨、肌腱或肌肉外露，伤口床的某些部位有腐肉或焦痂，常常有潜行或隧道。

【治疗方案的选择及依据】

根据《压疮基础理论与防治》（Dan Bader、Carlijn Bouten、Denis Colin、Cees Oomens 著，郝岱峰、申传安译，人民军医出版社）、《压疮护理》（韩斌如、王欣然编著，科学技术文献出版社）。

压疮早期皮肤发红，采取翻身、减压等措施后可好转。当皮肤出现浅表溃烂、溃疡、渗出液多时就应及时到医院接受治疗。

1. 药物治疗。

2. 物理疗法。

3.中药外用疗法。

4.外科手术。

【标准住院日】

14~28 天。

【进入路径标准】

1.第一诊断为受压区 2 期压疮（ICD-10：L89.100），或受压区 Ⅲ 期压疮（ICD-10：L89.200），或受压区 4 期压疮（ICD-10：L89.300），单纯换药难以愈合，需要进行住院手术治疗。

2.当患者同时具有其他疾病诊断，但在住院期间不需要特殊处理也不影响第一诊断的临床路径流程实施时，可以进入路径。

【入院后完善各项检查】（1～3 天）

1.必需的检查项目

(1) 血常规、尿常规、粪常规。

(2) 肝肾功能、电解质、血糖、血脂、CRP、降钙素原。

(3) 凝血功能、D- 二聚体。

(4) 感染性疾病筛查（乙肝、丙肝、获得性免疫缺陷综合征、梅毒等）。

(5) 胸部 X 线片、心电图。

2.根据患者病情可选择项目

(1) 超声心动图、下肢静脉彩超、血气分析、肺功能（高龄或既往有心、肺病史者）、创面微生物培养及药敏、腹部彩超。

(2) 有相关疾病者必要时请相关科室会诊。

【全身用药】

1. 抗菌药物按照《抗菌药物临床应用指导原则（2015 年版）》执行，选用头孢菌素类或半合成青霉素类药物静脉滴注，必要时根据创面培养结果调整抗生素。

2. 对症支持治疗，包括退热、止痛、促消化、预防应激性溃疡、营养支持等。

3. 辅助用药，包括全身促进创面愈合药物。

4. 应用泡沫敷料、定期翻身等对受压部位进行减压处理。

【创面处理】（住院第 1~7 天）

1. 入院时给予清创、创面使用上述外用药物和（或）敷料包扎处理。

2. 创面视渗出情况隔天或每天（甚至每天 2 次）换药，原则上渗液渗出至创面外层敷料则应给予换药。

3. 换药方式，包括清除坏死组织，生理盐水清洗，外用生长因子等促进创面愈合药物后，覆盖凡士林油纱、不粘敷料、抗菌软膏，外层用厚纱包扎。

4. 术前准备。

【手术日】（住院第 7~10 天）

1. 麻醉方式，包括气管插管全麻、阻滞麻醉、浸润麻醉或无麻醉。

2. 手术方式为根据病情行创面清创，清创后皮片或皮瓣修复；或行封闭式负压引流，二期行皮片或皮瓣修复手术。

3. 输血，视术中出血情况而定。

4. 术中用药为麻醉药物，必要时抗菌药物，术区外用药物及敷料。

【术后住院恢复】（住院第8～28天）

1. 选择复查的检查项目

血常规、凝血功能、电解质等根据病情选择检查项目。

2. 术后处理

(1) 抗菌药物按照《抗菌药物临床应用指导原则（2015年版）》执行。

(2) 术后换药，术后隔天或每天换药，观察皮瓣色泽、渗出、对合等情况。创面换药方法为碘伏或酒精清洗消毒，局部外用生长因子等促进创面愈合药物后，覆盖凡士林油纱、不粘敷料、泡沫敷料等。

(3) 术后定期翻身防止术区受压，尽早指导患者进行功能锻炼。

(4) 封闭式负压引流处理，按照封闭式负压引流操作规范进行，封闭式负压引流进行充分创面床准备后二期行皮片或皮瓣修复手术。

【出院标准】

1. 生命体征平稳。

2.伤口愈合良好，伤口无感染征象（或可在门诊处理的伤口情况），无大片皮瓣或皮片坏死。

3.没有需要住院处理的并发症和（或）合并症。

【变异及原因分析】

1.创面发生感染，导致创面加深，延迟愈合，造成住院日延长和费用增加。

2.患者全身情况较差、营养不良，导致创面愈合延迟，造成住院日延长和费用增加。

3.原伴随疾病控制不佳，需请相关科室会诊，进一步诊治。

4.住院后出现其他内、外科疾病需进一步明确诊断，可进入其他路径。

5.入院时坏死组织未完全分离，导致压疮分期判断不准确。

6.患者不同意手术治疗。

二、压疮临床路径表单

适用对象：第一诊断为受压区 2 期压疮（ICD-10：L89.100），或受压区 3 期压疮（ICD-10：L89.200），或受压区 4 期压疮（ICD-10：L89.300）。

患者姓名：_____ 性别：____ 年龄：____ 门诊号：____ 住院号：____

住院日期：_____年__月__日 出院日期：_____年__月__日

标准住院日：14～28 天

时　间	住院第 1～3 天	住院第 4～7 天	住院第 7～10 天（术前 1 天）
主要诊疗工作	□ 询问病史及体格检查 □ 完成病历书写 □ 完善检查 □ 上级医师查房与病情评估 □ 初步确定治疗方案	□ 上级医师查房 □ 明确诊断 □ 完成必要的相关科室会诊 □ 复查相关异常检查 □ 注意病情变化 □ 调整治疗	□ 术者查房 □ 根据术前检查结果，进行术前讨论，明确诊断，决定术式，制订治疗方案 □ 向患者和（或）家属交代病情，并签署手术知情同意书、麻醉知情同意书等
重点医嘱	长期医嘱： □ 烧伤科护理常规 □ 二级护理 □ 普食 □ 压疮护理 □ 留伴一人 □ 抗生素应用 □ 对症用药 临时医嘱： □ 血常规、尿常规、粪常规 □ 肝肾功能、血浆蛋白、电解质、血糖、血脂、血沉、C 反应蛋白、降钙素原 □ 尿常规、粪便常规 +OB □ 创面换药 + 创面分泌物培养	长期医嘱： □ 烧伤科护理常规 □ 二级护理 □ 压疮护理 □ 普食 □ 抗生素应用调整 □ 对症用药 临时医嘱： □ 根据病情补充相关检测 □ 根据病情补充相关治疗	长期医嘱： □ 二级护理 □ 术前禁食禁饮 □ 通知家属 临时医嘱： □ 备皮 □ 麻醉科会诊 □ 抗菌药物皮试 □ 根据手术情况备血

（续表）

时 间	住院第 1～3 天	住院第 4～7 天	住院第 7～10 天（术前 1 天）
重点医嘱	□ 胸部 X 线片、心电图 □ 可选项目：下肢静脉超声检查，心脏彩超，肺功能		
主要护理工作	□ 介绍病房环境、设施和设备 □ 入院护理评估	□ 病情观察 □ 观察治疗反应	□ 观察患者一般状况 □ 术前准备
病情变异记录	□ 无 □ 有 原因： 1. 2.	□ 无 □ 有 原因： 1. 2.	□ 无 □ 有 原因： 1. 2.
护士签名			
医师签名			

时 间	住院第 7～10 天（手术日）	住院第 8～20 天（术后第 1～10 天）	住院第 9～28 天（术后第 11～14 天）
主要诊疗工作	□ 手术室内核对患者信息无误 □ 全麻下压疮创面扩创＋皮瓣修复术或封闭负压吸引术 □ 完成手术记录和术后记录	□ 完成病程记录 □ 切口换药 □ 观察有无伤口渗血 □ 观察肢端血供、感觉和运动	□ 确定患者可以出院 □ 向患者交代出院注意事项、复查日期 □ 通知出院处 □ 开出院诊断书 □ 完成出院记录

（续表）

时间	住院第 7~10 天 （手术日）	住院第 8~20 天 （术后第 1~10 天）	住院第 9~28 天 （术后第 11~14 天）
重点医嘱	**长期医嘱：** □一级护理 □禁食禁饮 □多参数心电监护 □吸氧 □压疮护理 **临时医嘱：** □预防感染、止血治疗、必要时促进皮瓣血液循环 □观察记录患者神志、生命体征	**长期医嘱：** □二级护理 □压疮护理 □普食 □观察有无伤口渗血 □观察肢端血供、感觉和运动 □抗感染 □促进皮瓣血液循环药物（必要时） **临时医嘱：** □换约 □观察记录患者神志、生命体征	**临时医嘱：** □伤口换药，择期拆线 **出院医嘱：** □出院带药 □嘱患者适当加强压疮护理
主要护理工作	□观察患者一般状况 □观察记录患者神志、生命体征	□观察患者一般状况 □观察记录患者神志、生命体征 □观察有无伤口渗血 □观察肢端血供、感觉和运动	□指导患者办理出院手续 □出院宣教
病情变异记录	□无　□有 原因： 1. 2.	□无　□有 原因： 1. 2.	

（续表）

时　间	住院第 7～10 天 （手术日）	住院第 8～20 天 （术后第 1～10 天）	住院第 9～28 天 （术后第 11～14 天）
护士 签名			
医师 签名			

第 19 章

糖尿病足病（Wagner 3～4 级）保肢临床路径

一、糖尿病足病（Wagner 3～4 级）临床路径标准住院流程

【适用对象】

第一诊断为糖尿病足病（ICD–10：E14.601），Wagner 分级 3～4 级有保肢条件及要求的患者。

【诊断依据】

根据《糖尿病足防治国际指南（2019）》（国际糖尿病足工作组）、中国糖尿病足防治指南（2019 版）（中华医学会糖尿病学会，中华医学会感染病学分会，中华医学会组织修复与再生分会）《糖尿病足感染诊断和治疗的临床实用指南》（美国感染疾病协会，2012 年）。

1.有糖尿病病史。

2.具备糖尿病足病的特点，表现为既往有溃疡、截肢、持续治疗等病史（包括血管重建），包括下肢远端神经异常、不同程度的周围血管病变，足部感染、溃疡和（或）深层组织坏死。感染的诊断应根据炎症的临床表现，而不仅仅依靠培养的结果。应在去除胖胝和坏死组织后，根据创面的范围和深度及全身情况评价感染的严重程度。

【治疗方案的选择及依据】

根据《糖尿病足防治国际指南（2019）》（国际糖尿病足工作组）、中国糖尿病足防治指南（2019 版）（中华医学会糖尿病学会，中华医学会感染病学分会，中华医学会组织修复与再生分会）《糖尿病足感染诊断和治疗的临床实用指南》（美国感染疾病协会，2012 年）。

1.降糖药物治疗方案选择及剂量调整，根据病情选择胰岛素和其他口服或注射降糖药物。

2.抗生素使用方案的选择，根据病情选择适当的抗生素。

3.扩张血管抗凝药物使用方案的选择，针对动脉血管闭塞应用扩张血管改善血液循环和抗凝药物。

4.神经病变治疗药物。

【标准住院日】

14～28 天。

【进入路径标准】

1. 第一诊断必须为糖尿病足病（ICD-10：E14.601）。

2. 当患者同时具有其他疾病诊断，但在住院期间不需要特殊处理也不影响第一诊断的临床路径流程实施时，可以进入路径。

【入院后完善各项检查】（1~3天）

1. 必需的检查项目

(1) 血常规、尿常规、粪常规。

(2) 全天毛细血管血糖谱（三餐前、三餐后、睡前、必要时0:00、3:00）、肝肾功能、电解质、血脂谱、血浆蛋白水平、C反应蛋白、红细胞沉降率、HbA1c。

(3) 足溃疡创面细菌培养＋药物敏感试验。

(4) 双足 X 线。

(5) 胸部 X 线片、心电图、腹部超声。

(6) 并发症相关检查，包括超声心动图、下肢动脉血管彩超、颈动脉血管彩超、踝肱指数（ABI）等。

2. 根据患者病情可选择项目

(1) 双足多普勒血流图测定踝肱比值。

(2) 肌电图测定神经传导速度、外周神经感觉测定。

(3) 双下肢 $TcPO_2$ 测定。

(4) 双下肢动脉多排螺旋 CT 血管成像或磁共振血管成像。

(5) 全天毛细血管血糖谱。

【预防性抗菌药物的选择与使用时机】

根据病情选择适当的抗生素。

【常见伴随疾病的药物治疗】

根据伴随疾病情况（如高血压、冠心病、陈旧脑梗死等）选择适当的药物及治疗方案。

【创面处理】（住院第 14 天内）

1. 入院时给予清创、创面使用上述外用药物和（或）敷料包扎处理。

2. 创面视渗出情况隔天或每天（甚至每天 2 次）换药，原则上渗液渗出至创面外包敷料则应给予换药。

3. 换药方式，包括清除坏死组织，生理盐水清洗，外用生长因子等促进创面愈合药物后，覆盖凡士林油纱、不粘敷料、磺胺嘧啶银霜剂、含银敷料、含银软膏，外层用厚纱包扎。

【手术日】（住院第 14 天内）

1. 麻醉方式，包括气管插管全麻、阻滞麻醉、浸润麻醉。

2. 手术方式为根据病情行创面清创，截趾，清创后植皮修复；或行封闭式负压引流，二期行植皮或皮瓣修复手术。

3. 输血，视术中出血情况而定。

4. 术中用药为麻醉药物，必要时抗菌药物，术区外用药物及敷料。

【术后住院恢复】（≤术后第10～14天）

1. 选择复查的检查项目

血常规、血糖、凝血功能、电解质等根据病情选择检查项目。

2. 术后处理

(1) 抗菌药物按照《抗菌药物临床应用指导原则（2015年版）》执行。

(2) 术后换药，皮片移植区术后视情况5～7天开敷料检视皮片存活情况，7～14天拆除皮肤缝合钉。创面换药方法为碘伏清洗消毒，局部外用生长因子等促进创面愈合药物后，覆盖凡士林油纱、不粘敷料及纱布包扎。

(3) 术后抗瘢痕治疗及功能康复，创面愈合后尽早进行功能锻炼。

(4) 封闭式负压引流处理，按照封闭式负压引流操作规范进行，封闭式负压引流进行充分创面床准备后二期行自体皮片移植。

【出院标准】

1. 临床病情已稳定。

2. 创面清创已完成，局部感染控制，创面已修复或大部分修复。

3. 后续治疗计划明确。

【变异及原因分析】

1. 出现急性并发症（低血糖昏迷、高渗性高血糖昏迷、酮症酸中毒、乳酸性酸中毒等），退出临床路径。

2. 出现急性合并症（合并急性心肌梗死、急性脑梗死、下肢动脉栓塞、肺栓塞、重症肺炎等），退出临床路径。

3. 出现严重的糖尿病慢性并发症（糖尿病肾病、眼部、心血管、神经系统并发症、皮肤病变）或合并其他感染，导致住院日延长、住院费用增加。

4. 患者不同意手术治疗。

【后续治疗计划】

1. 康复。

2. 血糖控制。

3. 血管功能评价。

二、糖尿病足病（Wagner 3～4 级）保肢临床路径表单

适用对象：第一诊断为糖尿病足病（ICD-10:E14.601），Wagner 分级 3～4 级有保肢条件及要求的患者。

患者姓名：_____ 性别：____ 年龄：____ 门诊号：____ 住院号：____

住院日期：_____年__月__日 出院日期：_____年__月__日

标准住院日：14～28 天

时　间	住院第1～2天	住院第3～7天	住院第7～14天内（术前1天）
主要诊疗工作	☐询问病史与体格检查、完成病历书写 ☐血糖监测 ☐完善项目检查 ☐糖尿病足教育 ☐降糖治疗 ☐抗生素治疗 ☐抗凝药物治疗 ☐足病资料收集 ☐足部清创治疗 ☐上级医师查房，确定初步诊疗方案 ☐向患者家属初步交代病情	☐上级医师查房，确定进一步的检查和治疗 ☐完成上级医师查房记录 ☐根据药敏结果选择窄谱抗生素 ☐调整降糖治疗方案 ☐根据足部系统检查结果明确是否需行手术治疗 ☐完善足部检查 ☐根据相应回报的检查结果调整或维持降压、调脂治疗方案 ☐并发症相关检查与治疗 ☐进一步足部清创处理，如需手术为择期手术行术前准备	☐术者查房 ☐根据术前检查结果，进行术前讨论，明确诊断，决定术式，制订治疗方案 ☐向患者和(或)家属交代病情，并签署手术知情同意书、麻醉知情同意书等
重点医嘱	长期医嘱： ☐烧伤科疾病护理常规/糖尿病护理常规 ☐一/二级护理 ☐糖尿病饮食 ☐糖尿病健康宣教 ☐毛细血糖测定	长期医嘱： ☐糖尿病护理常规 ☐根据情况调整护理级别 ☐糖尿病饮食 ☐降糖方案的进一步调整	长期医嘱： ☐二级护理 ☐术前禁食禁饮 ☐通知家属

（续表）

时　间	住院第 1～2 天	住院第 3～7 天	住院第 7～14 天内（术前 1 天）
重点医嘱	□有急性并发症者 □记 24 小时出入量 □测血糖谱 □建立静脉通道 □吸氧、重症监护（必要时） **临时医嘱：** □血常规、尿常规（包括酮体）、粪常规 □血糖谱、肝肾功能、血脂、电解质、血黏度、HbA1c、尿白蛋白测定、C 反应蛋白、红细胞沉降率 □心电图、胸部 X 线片、腹部 B 超、患足 X 线、足部分泌物细菌培养＋药敏 □并发症相关检查 □降糖治疗（存在足部感染时首选胰岛素泵治疗） □抗凝药物的选择（无禁忌证情况下）	□降压药、调脂药及其他药物（必要时）调整 □并发症相关检查与治疗 □根据药敏结果调整进一步抗生素治疗 **临时医嘱：** □根据病情复查相应检查（如电解质、血常规的动态变化） □创面的进一步处理（如存在脓腔、窦道需切开引流等），如需手术完善术前准备（血型、传染指标、备血等）	**临时医嘱：** □备皮 □麻醉科会诊 □抗菌药物皮试 □根据手术情况备血

（续表）

时　　间	住院第1～2天	住院第3～7天	住院第7～14天内（术前1天）
重点医嘱	□ 静脉补液（抗生素，如需要时给予改善下肢循环及活血药物） □ 创面清创治疗（需要时可给予理疗处理） □ 必要时请相关科室会诊（如血管外科等）		
主要护理工作	□ 协助患者或其家属完成住院程序，入院宣教 □ 执行医嘱 □ 观察病情并及时向医师汇报 □ 危重患者的特殊处理	□ 病情观察 □ 观察治疗反应	□ 糖尿病护理常规 □ 执行医嘱 □ 域级预防教育 □ 观察病情并及时向医师汇报 □ 术后的特殊处理
病情变异记录	□无　□有 原因： 1. 2.	□无　□有 原因： 1. 2.	□无　□有 原因： 1. 2.
护士签名			
医师签名			

时　间	住院第 7～14 天内（手术当天）	住院第 8～24 天（术后第 1～10 天）	住院第 25～28 天（术后第 10～14 天）
主要诊疗工作	□手术室内核对患者信息无误 □全麻下足部创面扩创＋植皮术或皮瓣或封闭负压吸引术 □完成手术记录和术后记录	□上级医师查房：常规换药患者的愈合、手术患者的创面闭合、治疗方案的进一步调整，避免术后相关并发症的出现 □完成上级医师查房记录 □植皮或皮瓣闭合后创面换药及保护 □静脉使用抗生素预防再感染	□确定患者可以出院 □向患者交代出院注意事项、复查日期 □通知出院处 □开出院诊断书 □完成出院记录
重点医嘱	长期医嘱： □一级护理 □禁食禁饮 □多参数心电监护 □吸氧 临时医嘱： □防治感染、止血治疗、必要时促进皮瓣血液循环 □观察记录患者神志、生命体征 □复查电解质、血常规、C 反应蛋白、红细胞沉降率等指标	长期医嘱： □糖尿病护理常规 □二级护理 □维持降糖方案 □静脉抗生素 □继续保持换药，观察创面变化 临时医嘱： □复查电解质、血常规、C 反应蛋白、红细胞沉降率等指标	临时医嘱： □伤口换药拆线 出院医嘱： □出院带药：抗瘢痕药物 □嘱患者适当加强关节活动

（续表）

时 间	住院第 7～14 天内（手术当天）	住院第 8～24 天（术后第 1～10 天）	住院第 25～28 天（术后第 10～14 天）
主要护理工作	□观察患者一般状况 □观察记录患者神志、生命体征 □记24小时出入量	□糖尿病护理常规 □执行医嘱 □观察病情并及时向医师汇报 □预防教育	□协助患者办理出院手续 □出院指导：域级预防教育，复诊时间及注意事项 □进行胰岛素治疗者教会患者正确的注射方法 □正确的血糖测定方法及记录方法 □告知患者低血糖的可能原因及处理原则 □告知患者糖尿病足的预防
病情变异记录	□无 □有 原因： 1. 2.	□无 □有 原因： 1. 2.	□无 □有 原因： 1. 2.
护士签名			
医师签名			

第 20 章

糖尿病足病（Wagner 3～5 级）截肢临床路径

一、糖尿病足病（Wagner 3～5 级）临床路径标准住院流程

【适用对象】

第一诊断为糖尿病足病（ICD-10：E14.601），Wagner 分级为 3～5 级并有截肢手术指征的患者。

【诊断依据】

根据《糖尿病足防治国际指南（2019）》（国际糖尿病足工作组）、中国糖尿病足防治指南（2019 版）（中华医学会糖尿病学会，中华医学会感染病学分会，中华医学会组织修复与再生分会）《糖尿病足感染诊断和治疗的临床实用指南》（美国感染疾病协会，2012 年）。

1. 有糖尿病病史。

2. 具备糖尿病足病的特点，表现为既往有溃疡、截肢、持续治疗等病史（包括血管重建），包括下肢远端神经异常，不同程度的周围血管病变；足部感染、溃疡和（或）深层组织破坏。感染的诊断应根据炎症的临床表现，而不仅仅依靠培养的结果。应在去除胼胝和坏死组织后，根据创面的范围和深度及全身情况评价感染的严重程度。

【治疗方案的选择及依据】

根据《糖尿病足防治国际指南（2019）》（国际糖尿病足工作组）、中国糖尿病足防治指南（2019 版）（中华医学会糖尿病学会，中华医学会感染病学分会，中华医学会组织修复与再生分会）《糖尿病足感染诊断和治疗的临床实用指南》（美国感染疾病协会，2012 年）。

1. 降糖药物治疗方案选择及剂量调整，根据病情选择胰岛素和其他口服或注射降糖药物。

2. 抗生素使用方案的选择，根据病情选择适当的抗生素。

3. 扩张血管抗凝药物使用方案的选择，针对动脉血管闭塞应用扩张血管改善血液循环和抗凝药物。

4. 神经病变治疗药物。

【标准住院日】

14～21 天。

【进入路径标准】

1. 第一诊断必须为糖尿病足病（ICD-10：E14.601），Wagner分级为3～5级并有截肢手术指征。

2. 当患者同时具有其他疾病诊断。但在住院期间不需要特殊处理也不影响第一诊断的临床路径流程实施时，可以进入路径。

【入院后完善各项检查】（1～3天）

1. 必需的检查项目

(1) 血常规、尿常规、粪常规。

(2) 全天毛细血管血糖谱（三餐前、三餐后、睡前、必要时0：00、3：00）、肝肾功能、电解质、血脂谱、血浆蛋白水平、C反应蛋白、红细胞沉降率、HbA1c。

(3) 足溃疡创面细菌培养＋药物敏感试验。

(4) 双足 X 线。

(5) 胸部 X 线片、心电图、腹部超声。

(6) 超声心动图、下肢动脉血管彩超、踝肱指数（ABI）等。

2. 根据患者病情可选择项目

(1) 双足多普勒血流图测定踝肱比值。

(2) 肌电图测定神经传导速度、外周神经感觉测定。

(3) 双下肢 $TcPO_2$ 测定。

(4) 双下肢动脉多排螺旋 CT 血管成像或磁共振血管成像。

(5) 全天毛细血管血糖谱。

【预防性抗菌药物的选择与使用时机】

根据病情选择适当的抗生素。

【常见伴随疾病的药物治疗】

根据伴随疾病情况（如高血压、冠心病、陈旧脑梗死等）选择适当的药物及治疗方案。

【创面处理】（住院第1～7天）

1.入院时给予清创、创面使用上述外用药物和（或）敷料包扎处理。

2.创面视渗出情况隔天或每天（甚至每天2次）换药，原则上渗液渗出至创面外层敷料则应给予换药。

3.换药方式，包括清除坏死组织，生理盐水清洗，外用生长因子等促进创面愈合药物后，覆盖凡士林油纱、不粘敷料、磺胺嘧啶银霜剂、含银敷料、含银软膏，外层用厚灼伤纱包扎。

【手术日】（住院第7天内）

1.麻醉方式，包括气管插管全麻、阻滞麻醉。

2.手术方式为根据截肢平面行小腿或大腿截肢手术。

3.输血，视术中出血情况而定。

4.术中用药为麻醉药物，必要时抗菌药物，术区外用药物及敷料。

【术后住院恢复】（≤术后第 14 天）

1. 选择复查的检查项目

血常规、凝血功能、电解质等根据病情选择检查项目。

2. 术后处理

(1) 抗菌药物按照《抗菌药物临床应用指导原则（2015 年版）》执行。

(2) 术后换药，截肢残端视情况术后每隔 2～3 天换药检视切口愈合情况。创面换药方法为酒精清洗消毒后，多层敷料包扎。

(3) 术后抗瘢痕治疗及功能康复。

【出院标准】

1. 临床病情已稳定。

2. 截肢已完成，切口愈合情况较好。

3. 后续治疗计划明确。

【变异及原因分析】

1. 出现急性并发症（低血糖昏迷、高渗性高血糖昏迷、酮症酸中毒、乳酸性酸中毒等），退出临床路径。

2. 出现急性合并症（合并急性心肌梗死、急性脑梗死、下肢动脉栓塞、肺栓塞、重症肺炎等），退出临床路径。

3. 出现严重的糖尿病慢性并发症（糖尿病肾病，眼部、心血管、神经系统并发症，皮肤病变）或合并其他感染，导致住院日延长、住院费用增加。

【后续治疗计划】

1. 康复。

2. 血糖控制。

3. 血管功能评价。

二、糖尿病足病（Wagner 3~5 级）截肢临床路径表单

适用对象：第一诊断为糖尿病足病（ICD-10:E14.601），Wagner 分级为 3~5 级并有截肢手术指征。

患者姓名：_____ 性别：____ 年龄：____ 门诊号：____ 住院号：____

住院日期：_____年__月__日　出院日期：_____年__月__日

标准住院日：14~21 天

时　间	住院第 1~2 天	住院第 3~7 天	住院第 7 天内（术前 1 天）
主要诊疗工作	□询问病史与体格检查、完成病历书写 □血糖监测 □完善项目检查 □糖尿病足教育 □降糖治疗 □抗生素治疗 □抗凝药物治疗 □足病资料收集 □足部清创治疗	□上级医师查房，确定进一步的检查和治疗 □完成上级医师查房记录 □根据药敏结果选择抗生素 □调整降糖治疗方案	□术者查房 □根据术前检查结果，进行术前讨论，明确诊断，决定术式、截肢平面，制订治疗方案 □向患者和（或）家属交代病情，并签署手术知情同意书、麻醉知情同意书等

（续表）

时　间	住院第1～2天	住院第3～7天	住院第7天内（术前1天）
主要诊疗工作	□上级医师查房，确定初步诊疗方案 □向患者家属初步交代病情	□完善足部检查（双足多普勒血流图、外周神经感觉测定、双下肢经皮氧分压测定） □根据相应回报的检查结果调整或维持降压、调整治疗方案 □并发症相关检查与治疗 □足部换药，为截肢手术行术前准备	
重点医嘱	长期医嘱： □烧伤科疾病护理常规/糖尿病护理常规 □一/二级护理 □糖尿病饮食 □糖尿病健康宣教 □记24小时出入量 □测血糖谱 □建立静脉通道 □吸氧、重症监护（必要时）	长期医嘱： □糖尿病护理常规 □根据情况调整护理级别 □糖尿病饮食 □降糖方案的进一步调整 □降压药、调脂药及其他药物（必要时）调整 □并发症相关检查与治疗 □根据药敏结果调整进一步抗生素治疗	长期医嘱： □二级护理 □术前禁食禁饮 □通知家属

（续表）

时 间	住院第1～2天	住院第3～7天	住院第7天内（术前1天）
重点医嘱	临时医嘱： □血常规、尿常规（包括酮体）、粪常规 □血糖谱、肝肾功能、血脂、电解质、血黏度、HbA1c、尿白蛋白测定、C反应蛋白、红细胞沉降率 □心电图、胸部X部片、腹部B超、双足X线、足部分泌物细菌培养+药敏 □并发症相关检查 □降糖治疗（存在足部感染时首选胰岛素泵治疗） □抗凝药物的选择（无禁忌证情况下） □静脉补液（抗生素，如需要时给予改善下肢循环及活血药物） □创面清创治疗（需要时可给予理疗处理） □必要时请相关科室会诊（如血管外科等）	临时医嘱： □根据病情复查相应检查（如电解质、血常规的动态变化） □创面换药	临时医嘱： □备皮 □麻醉科会诊 □抗菌药物皮试 □根据手术情况备血

（续表）

时　间	住院第1～2天	住院第3～7天	住院第7天内（术前1天）
主要护理工作	□协助患者或其家属完成住院程序，入院宣教 □执行医嘱 □观察病情并及时向医师汇报 □危重患者的特殊处理	□病情观察 □观察治疗反应	□糖尿病护理常规 □执行医嘱 □域级预防教育 □观察病情并及时向医师汇报 □术后的特殊处理
病情变异记录	□无　□有 原因： 1. 2.	□无　□有 原因： 1. 2.	□无　□有 原因： 1. 2.
护士签名			
医师签名			

时　间	住院第7天内（手术当天）	住院第8～14天（术后第1～7天）	住院第21天（出院日）（术后第14天）
主要诊疗工作	□手术室内核对患者信息无误 □全麻下行患侧小腿截肢术	□完成病程记录 □切口换药 □观察有无伤口渗血	□通知出院处 □通知患者及其家属出院 □向患者交代出院后的注意事项，血糖血压的监测频率，血糖血压及饮食运动情况及记录方法，预约复诊日期

（续表）

时间	住院第 7 天内（手术当天）	住院第 8～14 天（术后第 1～7 天）	住院第 21 天（出院日）（术后第 14 天）
主要诊疗工作	□ 完成手术记录和术后记录	□ 观察残端血供、感觉和运动	□ 将出院小结交给患者 □ 门诊换药每隔 1～3 天 1 次，术后第 14 天左右视切口愈合情况拆线
重点医嘱	长期医嘱： □ 一级护理 □ 禁食禁饮 □ 多参数心电监护 □ 吸氧 临时医嘱： □ 防治感染、止血治疗 □ 观察记录患者神志、生命体征 □ 复查电解质、血常规、C 反应蛋白、红细胞沉降率等指标	长期医嘱： □ 二级护理 □ 普食 □ 观察有无伤口渗血，引流情况 □ 观察肢端血供、感觉和运动 □ 抗感染 临时医嘱： □ 换药 □ 观察记录患者神志、生命体征	出院医嘱： □ 出院带药 □ 门诊随诊
主要护理工作	□ 观察患者一般状况 □ 观察记录患者神志、生命体征 □ 记 24 小时出入量	□ 观察患者一般状况 □ 观察记录患者神志、生命体征 □ 观察有无伤口渗血	□ 协助患者办理出院 □ 出院指导：域级预防教育，复诊时间及注意事项 □ 告知患者胰岛素正确注射方法

（续表）

时　间	住院第 7 天内 （手术当天）	住院第 8～14 天 （术后第 1～7 天）	住院第 21 天（出院日） （术后第 14 天）
主要护理工作		□观察肢端血供、感觉和运动	□告知正确的血糖测定方法 □告知患者低血糖的可能原因及处理原则 □告知糖尿病足的预防
病情变异记录	□无　□有 原因： 1. 2.	□无　□有 原因： 1. 2.	□无　□有 原因： 1. 2.
护士签名			
医师签名			

第21章

瘢痕挛缩临床路径

一、瘢痕挛缩临床路径标准住院流程

【适用对象】

第一诊断为瘢痕挛缩（ICD-10：L90.501~L90.503、L90.551~L90.556、L91.001、L91.051）；行皮肤瘢痕切除术、皮肤瘢痕松解术、游离皮肤移植术，或皮瓣切取和制备＋皮瓣自体植皮术（局部皮瓣）（ICD-9-CM-3：86.306、86.841~86.842、86.601、86.621~86.622、86.691~86.692、86.701、86.711）。

【诊断依据】

根据《整形外科学（上册）》（王炜编著，浙江科学技术出版社）。

1. 大面积Ⅲ度烧伤、长期慢性溃疡，以及皮下组织较少部位如头皮、胫前区等受电烧伤，其损伤累及皮肤全层及皮下脂肪，愈合后形成挛缩性瘢痕。

2.体检有明确体征，表现为瘢痕坚硬、平坦或略高于皮肤表面，与深部组织如肌肉、肌腱、神经等紧密粘连。瘢痕局部血液循环极差，呈淡红色或白色，表皮极薄，不能耐受外力摩擦或负重，容易破溃而形成经久不愈的慢性溃疡甚至癌变，挛缩性瘢痕具有很大的收缩性，可牵拉邻近的组织、器官，而造成严重的功能障碍。

【治疗方案的选择及依据】

根据《整形外科学（上册）》（王炜编著，浙江科学技术出版社）。

1.瘢痕挛缩诊断明确。

2.经严格正规非手术治疗6个月无效。

3.瘢痕挛缩影响功能。

【标准住院日】

7～18天。

【进入路径标准】

1.第一诊断必须为瘢痕挛缩（ICD-10：L90.501～L90.503、L90.551～L90.556、L91.001、L91.051）。

2.如患有其他疾病，但住院期间不需要特殊处理，也不影响第一诊断的临床路径流程实施时，可以进入路径。

【入院后完善各项检查】(1～3天)

1. 必需的检查项目

(1) 血常规、尿常规、粪常规。

(2) 肝肾功能、血电解质、血糖。

(3) 凝血功能。

(4) 感染性疾病筛查（乙肝、丙肝、获得性免疫缺陷综合征、梅毒等）。

(5) 胸部 X 线片、心电图。

(6) 瘢痕挛缩功能部位正侧（斜）位及伸屈侧位片，CT 和 MRI（必要时）。

2. 根据患者病情可选择项目

(1) 肺功能、超声心动图（老年人或既往有相关病史者）、腹部彩超、CTA（游离皮瓣或可疑血管损伤时）。

(2) 有相关疾病者必要时请相应科室会诊。

【全身用药】

1. 抗菌药物按照《抗菌药物临床应用指导原则（2015 年版）》及《外科手术部位感染预防与控制技术指南（试行）》（卫办医政发〔2010〕187 号）执行，并结合患者的病情决定抗菌药物的选择。预防用抗菌药物，皮肤切开前 30 分钟～2 小时内或麻醉诱导期给予合理种类和合理剂量的抗菌药物；总的预防用药时间不超过 24 小时，个别情况可延长至 48 小时。

2. 防治出血，避免形成皮下血肿。

3. 扩血管、抗凝药物（必要时）。

4. 抗痉挛药物。

5. 保胃、止痛对症治疗。

【手术日】（住院第 2～4 天）

1. 麻醉方式，包括全麻、区域阻滞麻醉。

2. 手术方式为瘢痕挛缩切除松解植皮或皮瓣修复术。

3. 输血，视术中出血情况而定。

【术后住院恢复】（4～18 天）

1. 必需复查的检查项目

血常规、尿常规。

2. 术后处理

(1) 抗菌药物按照《抗菌药物临床应用指导原则（2015 年版）》执行。

(2) 活血化瘀等扩血管药物或止血药物（根据病情）。

(3) 维生素、生长因子及生长激素（根据病情）。

(4) 术后即刻功能部位支具或石膏、夹板等固定 2～4 周（根据病情）。

(5) 术后康复：皮片成活、皮瓣覆盖术成功后功能部位支具保护下循序渐进功能锻炼（根据病情）。

(6) 术后镇痛药物的应用（必要时）。

(7) 术后止吐药物的应用（必要时）。

(8) 术后雾化吸入（必要时）。

【出院标准】

1.生命体征平稳。

2.伤口愈合良好，伤口无感染征象（或可在门诊处理的伤口情况），皮瓣血供良好或移植皮片基本成活。

3.术后瘢痕外观与功能改善。

4.没有需要住院处理的并发症和（或）合并症。

【变异及原因分析】

1.出现围术期并发症，包括伤口感染、皮片、皮瓣坏死等造成住院日延长和费用增加。

2.出现内科合并症，包括老年患者常合并基础疾病，如脑血管或心血管病、糖尿病、血栓等，手术可能导致这些疾病加重而需要进一步治疗，从而延长治疗时间，并增加住院费用。

3.外用敷料的选择，表现为由于病情不同，使用不同的生物敷料或其他伤口敷料，可能导致住院费用存在差异。

二、瘢痕挛缩临床路径表单

适用对象：第一诊断为瘢痕挛缩（L90.502），行瘢痕挛缩切除松解植皮或皮瓣修复术。

患者姓名：_____ 性别：____ 年龄：____ 门诊号：____ 住院号：____

住院日期：_____年__月__日 出院日期：_____年__月__日

标准住院日：7～18 天

时　间	住院第 1 天	住院第 2 天	住院第 3 天
主要 诊疗 工作	□ 询问病史及体格检查 □ 完成病历书写 □ 开化验单及相关检查单 □ 上级医师查房与术前评估	□ 上级医师查房 □ 继续进行相关检查 □ 根据化验和相关检查结果，对患者的手术风险进行评估 □ 必要时请相关科室会诊	□ 根据病史、体检、X 线片、CT/MRI 等，行术前讨论，确定手术方案 □ 完成术前准备与术前评估 □ 完成术前小结、上级医师查房记录等病历书写 □ 签署手术知情同意书、自费用品协议书、输血同意书 □ 向患者及家属交代病情及围术期注意事项
重点 医嘱	长期医嘱： □ 烧伤科护理常规 □ 二级护理 □ 饮食 □ 患者既往基础用药 临时医嘱： □ 血常规、尿常规、粪常规 □ 凝血功能 □ 感染性疾病筛查 □ 肝肾功能、电解质、血糖 □ 胸部 X 线片、心电图 □ 瘢痕部位 X 线片、CT/MRI（必要时）	长期医嘱： □ 烧伤科护理常规 □ 二级护理 □ 饮食 □ 患者既往基础用药 临时医嘱： □ 请相关科室会诊	临时医嘱： □ 术前医嘱：常规准备明日在麻醉下行瘢痕挛缩切除松解修复术 □ 术前禁食禁饮 □ 抗菌药物皮试 □ 配血 □ 一次性导尿包 □ 备皮

（续表）

时　间	住院第1天	住院第2天	住院第3天
重点 医嘱	□肺功能、超声心动（根据患者情况选择）		
主要 护理 工作	□入院宣教：介绍病房环境、设施和设备 □入院护理评估	□宣教 □观察患者病情变化 □心理和生活护理	□宣教、备皮等术前准备 □提醒患者明晨禁水、禁食
病情 变异 记录	□无　□有 原因： 1. 2.	□无　□有 原因： 1. 2.	□无　□有 原因： 1. 2.
护士 签名			
医师 签名			

时　间	住院第3～5天 （手术日）	住院第4～6天 （术后第1天）	住院第5～7天 （术后第2天）
主要 诊疗 工作	□手术 □术者完成手术记录 □完成术后病程 □上级医师查房 □注意皮片皮瓣颜色变化 □向患者及家属交代病情及术后注意事项	□上级医师查房，注意术后病情变化 □完成病历书写 □注意敷料渗出或引流情况 □注意观察体温 □注意皮片皮瓣颜色变化	□上级医师查房 □完成常规病历书写 □根据敷料渗出情况，明确是否更换外层敷料 □注意观察体温 □注意皮片皮瓣颜色变化 □注意伤口情况

（续表）

时 间	住院第3～5天 （手术日）	住院第4～6天 （术后第1天）	住院第5～7天 （术后第2天）
重点 医嘱	**长期医嘱：** □烧伤科护理常规 □全麻术后护理 　常规 □一级护理 □明日饮食 □避免手术部位 　受压 □伤口引流记量 □留置尿管 □预防性应用抗菌 　药物 □维生素（根据 　病情） □止血药物（根据 　病情） □血管营养药物 　（根据病情） **临时医嘱：** □心电血压、血氧 　监护 □吸氧 □补液 □其他特殊医嘱	**长期医嘱：** □烧伤科护理常规 □全麻术后护理 　常规 □一／二级护理 □饮食 □伤口引流记量 □留置尿管 □抗菌药物 □血管营养药物 　（根据病情） □止血药物（根据 　病情） □扩血管药物（根 　据病情） □消炎止痛药物 **临时医嘱：** □通便 □镇痛 □补液（根据病情）	**长期医嘱：** □烧伤科护理常规 □全麻术后护理 　常规 □一／二级护理 □饮食 □留置尿管 □抗菌药物（根据 　病情） □血管营养药物 　（根据病情） □扩血管药物（根 　据病情） □消炎止痛药物 □停止血药物 □拔除引流，停引 　流记量（根据 　病情） **临时医嘱：** □换药
主要 护理 工作	□随时观察患者病 　情变化 □术后心理与生活 　护理	□观察患者情况 □术后心理与生活 　护理 □指导患者术后功 　能锻炼	□观察患者情况 □术后心理与生活 　护理 □指导患者术后功 　能锻炼

（续表）

时 间	住院第3~5天 （手术日）	住院第4~6天 （术后第1天）	住院第5~7天 （术后第2天）
病情 变异 记录	□无 □有 原因： 1. 2.	□无 □有 原因： 1. 2.	□无 □有 原因： 1. 2.
护士 签名			
医师 签名			

时 间	住院第6~8天 （术后第3天）	住院第6~17天 （出院前日）	住院第7~18天 （出院日）
主要 诊疗 工作	□上级医师查房 □完成常规病历 　书写 □注意观察体温 □注意皮片、皮瓣 　颜色变化 □注意伤口情况	□上级医师查房， 　进行手术及伤口 　评估，确定有无 　手术并发症和切 　口愈合不良情况， 　明确是否出院 □完成出院记录、 　病案首页、出院 　证明书等 □向患者交代出院 　后的注意事项， 　如返院复诊的时 　间、地点，发生 　紧急情况时的处 　理等	□患者办理出院 　手续，出院

（续表）

时　间	住院第 6～8 天 （术后第 3 天）	住院第 6～17 天 （出院前日）	住院第 7～18 天 （出院日）
重点 医嘱	**长期医嘱：** □烧伤科护理常规 □全麻术后护理常规 □二级护理 □饮食 □血管营养药物 □扩血管药物（根据病情） □消炎止痛药物 □停抗菌药物 □停尿管 **临时医嘱：** □拍摄术后瘢痕部位X线片(必要时)	**出院医嘱：** □出院带药：瘢痕预防药物、消炎止痛药、口服抗生素 □嘱日后拆线换药（根据出院时间决定） □1周后门诊复查，开始抗瘢痕治疗 □如有不适，随时来诊	
主要 护理 工作	□观察患者情况 □术后心理与生活护理 □指导患者术后功能锻炼	□指导患者办理出院手续	
病情 变异 记录	□无　□有 原因： 1. 2.	□无　□有 原因： 1. 2.	□无　□有 原因： 1. 2.
护士 签名			
医师 签名			

第22章

增生性瘢痕临床路径

一、增生性瘢痕临床路径标准住院流程

【适用对象】

第一诊断为增生性瘢痕（L91.001），行非手术治疗及康复治疗。

【诊断依据】

根据《烧伤康复治疗学》（吴军等编著，人民卫生出版社）。

1. 无论哪种损伤因素，只要伤及真皮深层就能导致增生性瘢痕的发生，如深Ⅱ度烧伤、烫伤，中厚皮片供区等。

2. 体检有明确体征，表现为明显突出皮肤表面，质硬，根据病程不同可呈现红、棕、褐等不同颜色，同时伴主观不适的症状，常常局限于病损区域之内。

【治疗方案的选择及依据】

根据《烧伤康复治疗学》(吴军等编著，人民卫生出版社)。

1. 增生性瘢痕诊断明确。

2. 瘢痕增生影响功能和容貌。

【标准住院日】

7～21 天。

【进入路径标准】

1. 第一诊断必须为增生性瘢痕 (L91.001)。

2. 如患有其他疾病，但住院期间不需要特殊处理，也不影响第一诊断的临床路径流程实施时，可以进入路径。

3. 不合并瘢痕癌。

【入院后完善各项检查】(1～3 天)

1. 必需的检查项目

(1) 血常规、尿常规、粪常规。

(2) 肝肾功能、血电解质、血糖。

(3) 凝血功能。

(4) 感染性疾病筛查 (乙肝、丙肝、获得性免疫缺陷综合征、梅毒等)。

(5) 胸部 X 线片、心电图。

(6) 瘢痕挛缩功能部位正侧位及伸屈侧位片、CT 和 MRI

（必要时）。

(7) 日常生活能力评定。

2. 根据患者病情可选择项目

(1) 肺功能、超声心动图（老年人或既往有相关病史者）、腹部彩超、VTE 评估、医疗风险评估。

(2) 有相关疾病者必要时请相应科室会诊。

(3) 徒手平衡功能评定。

(4) 手功能评定。

(5) 步态分析。

(6) 关节活动度评定。

【全身用药】

1. 抗瘢痕药物。

2. 促修复药物（合并瘢痕溃疡必要时）。

3. 抗生素（合并瘢痕溃疡必要时）。

【抗瘢痕及康复治疗】（住院第 2～21 天）

详见路径表单。

【出院标准】

1. 体温正常，常规化验指标无明显异常。

2. 患者基本掌握抗瘢痕治疗及功能锻炼的相关知识及收费。

3. 没有需要住院处理的并发症和（或）合并症。

【变异及原因分析】

1. 康复锻炼过程中出现皮肤裂伤的需要手术治疗等造成住院日延长和费用增加。

2. 出现内科合并症，包括老年患者常合并基础疾病，如脑血管或心血管病、糖尿病、血栓等，住院可能导致这些疾病加重而需要进一步治疗，从而延长治疗时间，并增加住院费用。

3. 外用敷料的选择，表现为由于病情不同，合并瘢痕溃疡使用不同的生物敷料，可能导致住院费用存在差异。

二、增生性瘢痕临床路径表单

适用对象：第一诊断为增生性瘢痕（L91.001）行非手术治疗及康复治疗。

患者姓名：_____ 性别：____ 年龄：____ 住院号：____

住院日期：_____年__月__日 出院日期：_____年__月__日

标准住院日：7～21 天

时 间	住院第 1 天	住院第 2 天	住院第 3～5 天
主要诊疗工作	□询问病史及体格检查 □完成病历书写 □开化验单及相关检查单 □康复医师专科评估	□上级医师查房 □继续进行相关检查 □抗瘢痕治疗及康复治疗	□抗瘢痕治疗及康复治疗

（续表）

时 间	住院第1天	住院第2天	住院第3～5天
重点医嘱	**长期医嘱：** ☐烧伤科护理常规 ☐二级护理 ☐饮食 ☐患者既往基础用药 ☐运动疗法（必要时） ☐中频脉冲电治疗（必要时） ☐放射式冲击波治疗（必要时） ☐激光治疗（必要时） ☐超声波治疗（必要时） **临时医嘱：** ☐血常规、尿常规、粪常规 ☐凝血功能、感染性疾病筛查 ☐感染性疾病筛查 ☐肝肾功能、电解质 ☐胸部X线片、心电图 ☐日常生活能力评定 ☐抗瘢痕外用药物 ☐手功能评定（必要时）	**长期医嘱：** ☐烧伤科护理常规 ☐二级护理 ☐饮食 ☐患者既往基础用药 ☐运动疗法 ☐中频脉冲电治疗（必要时） ☐冲击波治疗（必要时） ☐激光治疗（必要时） ☐超声波治疗（必要时） **临时医嘱：** ☐溃疡换药（必要时）	**长期医嘱：** ☐烧伤科护理常规 ☐二级护理 ☐饮食 ☐患者既往基础用药 ☐运动疗法 ☐中频脉冲电治疗（必要时） ☐冲击波治疗（必要时） ☐激光治疗（必要时） ☐超声波治疗（必要时） **临时医嘱：** ☐溃疡换药（必要时） ☐外用药(必要时)

（续表）

时　间	住院第 1 天	住院第 2 天	住院第 3～5 天
重点医嘱	□关节活动度评定（必要时） □徒手平衡功能评定（必要时） □步态分析（必要时） □瘢痕部位 X 线片、CT/MRI（必要时） □溃疡外用药物（必要时） □溃疡换药（必要时） □肺功能、超声心动图（必要时） □镇静镇痛治疗（必要时） □腹部彩超（必要时） □VTE 评估（必要时） □医疗风险评估（必要时）		
主要护理工作	□入院宣教：介绍病房环境、设施和设备 □入院护理评估	□宣教 □观察患者情况 □心理和生活护理	□宣教 □观察患者情况 □心理和生活护理
病情变异记录	□无　□有 原因： 1. 2.	□无　□有 原因： 1. 2.	□无　□有 原因： 1. 2.

（续表）

时　间	住院第 1 天	住院第 2 天	住院第 3～5 天
护士 签名			
医师 签名			

时　间	住院第 6～20 天（出院前日）	住院第 7～21 天（出院日）
主要 诊疗 工作	□医师查房，进行康复专科 　评定，明确是否出院 □完成出院记录、病案首页、 　出院证明书等 □向患者交代出院后的注意事 　项，如返院复诊的时间、地 　点，发生紧急情况时的处理等	□患者办理出院手续，出院
重点 医嘱	出院医嘱： □出院带药：瘢痕预防药物、 　外用药等 □日常生活能力评定 □2 周后门诊复查 □如有不适，随时来诊	
主要 护理 工作	□指导患者办理出院手续	
病情 变异 记录	□无　□有 原因： 1. 2.	□无　□有 原因： 1. 2.

（续表）

时　间	住院第 6～20 天（出院前日）	住院第 7～21 天（出院日）
护士 签名		
医师 签名		